実践！

腎臓リハビリテーション入門
Introduction to renal rehabilitation

［編著］上月正博

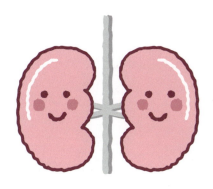

医歯薬出版株式会社

執筆者一覧

● 編集

上月　正博（こうづき まさひろ）　東北大学大学院医学系研究科内部障害学分野／
東北大学病院リハビリテーション部

● 執筆

市川　和子（いちかわ かずこ）　川崎医療福祉大学医療技術学部臨床栄養学科
伊藤　修（いとう おさむ）　東北医科薬科大学医学部リハビリテーション学
倉富　暁子（くらとみ あきこ）　古賀病院21 循環器内科
木村　健（きむら たけし）　兵庫医科大学病院薬剤部
上月　正博（こうづき まさひろ）　編集に同じ
小林　修三（こばやし しゅうぞう）　湘南鎌倉総合病院腎臓病総合医療センター
瀬戸　由美（せと ゆみ）　永仁会病院栄養管理科
中元　秀友（なかもと ひでとも）　埼玉医科大学医学部総合診療内科
原田　孝司（はらだ たかし）　長崎腎病院
日髙　寿美（ひだか すみ）　湘南鎌倉総合病院腎臓病総合医療センター
松永　篤彦（まつなが あつひこ）　北里大学医療衛生学部リハビリテーション学科理学療法学専攻
水内　恵子（みずうち けいこ）　NPO法人健康サロン／池田バスキュラーアクセス・透析・内科

（50 音順）

This book was originally published in Japanese
under the title of :

JISSEN JINZOU RIHABIRITĒSYON NYŪMON
(Introduction to Renal Rehabilitation)

Editor :
　KOHZUKI, Masahiro
　　Professor and Chairman,
　　Department of Rehabilrtation Medicine and Rehabilitation Science,
　　Tohoku University Graduate School of Medicine

© 2018　1st ed.

ISHIYAKU PUBLISHERS, INC.
　7-10, Honkomagome 1 chome, Bunkyo-ku,
　Tokyo 113-8612, Japan

はじめに

　現在，日本の透析患者数は約33万人，慢性腎臓病（CKD）患者数は約1,330万人と推定されています．腎臓リハビリテーションは「腎疾患や透析医療に基づく身体的・精神的影響を軽減させ，症状を調整し，生命予後を改善し，心理社会的ならびに職業的な状況を改善することを目的として，運動療法，食事療法と水分管理，薬物療法，教育，精神・心理的サポートなどを行う，長期にわたる包括的なプログラム」です．まさに，CKD患者のトータルケアを目的としています．

　昨今，内部障害のリハビリテーション医療が大きく普及拡大し，書籍も多数出版されている一方で，腎臓リハビリテーションについてのビギナー向けの入門書はこれまでありませんでした．そこで本書は，理学療法士，看護師，臨床工学技士，リハビリテーション科医，腎臓内科医，透析科医など医療職の中で，これから腎臓リハビリテーションをはじめるビギナーを読者対象としてつくられました．すなわち，Ⅰ章では，腎臓機能障害の概要，腎臓リハビリテーションの定義・エビデンス，診療報酬について解説しました．Ⅱ章からⅣ章では，腎臓リハビリテーションの構成要素である運動療法・食事療法・薬物療法の実際について，症例を提示しながらわかりやすく解説しました．Ⅴ章では，構成要素である日常生活指導や心理的問題への対応，看護ケアの実際について解説しています．

　本書は，「JOURNAL OF CLINICAL REHABILITATION」誌に2017〜2018年に連載され好評を博した「リハ医・リハスタッフのための　腎臓リハビリテーションの実際」を中核に最新情報を盛り込んで1冊の書籍としてまとめたものです．書籍化にあたっては，文章の平易化，イラストや要旨の追加など，全面的に「読みやすさ」を追求した構成にしています．

　腎臓リハビリテーションは，透析患者に対して，最大酸素摂取量の増加，タンパク・エネルギー代謝障害の改善，日常生活活動の改善などをもたらします．また，CKD患者の心大血管疾患発生予防，生命予後改善，透析導入予防の役割も期待されています．2016年度の診療報酬改定では，進行した糖尿病性腎症に対する運動指導の評価として「腎不全期患者指導加算」が新設され，腎臓リハビリテーションに対する世界で初めての診療報酬となりました．さらに，2018年度の診療報酬改定では，「高度腎機能障害患者指導加算」としてeGFR 45ml/min/1.73m^{2}未満まで対象が拡大されました．

　CKD治療は「運動制限から運動療法へ」とコペルニクス的転換を果たしました．本書が読者の腎臓リハビリテーションへの積極的な参加のための一助となり，腎臓リハビリテーションの普及・発展につながることを願っております．

2018年10月
上月正博

Contents

はじめに ……………………………………………… 上月正博　iii

I イントロダクション　1

1. 慢性腎臓病（CKD）患者の実態と問題点 ………… 上月正博　2
2. 腎臓リハビリテーションの定義とエビデンス ……… 上月正博　14
3. 2018年の診療報酬改定での「高度腎機能障害患者指導加算」の概要 ………… 上月正博　26
4. 疾患と検査 ………………………………………… 上月正博　31

II 運動療法の実際　45

1. 保存期CKD患者への運動療法 …………………… 伊藤　修　46
2. 透析患者の運動療法 ……………………………… 松永篤彦　53
3. 腎移植患者の運動療法 …………………………… 上月正博　64
4. 運動後急性腎不全 ………………………………… 伊藤　修　73
5. 心不全患者の運動療法 …………………………… 倉富暁子　80
6. 末梢動脈疾患患者の運動療法 ………… 日髙寿美, 小林修三　92

III 食事療法の実際 … 101

1. 保存期CKD患者の食事療法 …………………… 市川和子 102
2. 透析患者の食事療法 …………………… 瀬戸由美 111

IV 薬物療法の実際 … 123

1. 保存期CKD患者の薬物療法 …………………… 木村 健 124
2. 透析患者・移植患者の薬物療法 …………………… 木村 健 136

V 生活指導と心理的問題への対応・看護ケアの実際 … 147

1. 教育・日常生活指導 …………………… 原田孝司 148
2. 精神・心理的問題とその対応 …………………… 中元秀友 157
3. 看護ケアの実際 …………………… 水内恵子 167

索引 …………………… 174

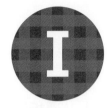

イントロダクション

1 慢性腎臓病（CKD）患者の実態と問題点

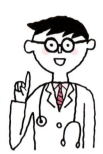

Point

- CKD患者数は1,330万人，透析患者数は33万人にも昇る
- サルコペニア，フレイル，PEW等が目立つ
- 運動をしない人や運動耐容能の低いCKD患者は死亡率が高い

はじめに

　日本の成人人口における慢性腎臓病（chronic kidney disease；CKD）患者数は約1,330万人，慢性透析患者数は2016年末に約33万人に達し，国民400人に1人の割合にまで高まりました．また，CKD患者においても，身体活動の低下は心血管疾患（cardiovascular disease；CVD）による死亡のリスク因子であること，軽い運動はCKDを悪化させず，むしろ透析導入時期遅延効果があることが明らかになりました．本書では，腎臓リハビリテーション（以下，リハ）の実際を腎臓リハのビギナー向けに解説します．本項ではイントロダクションとしてCKD患者の実態と問題点，腎臓リハが必要な理由について概説します．

慢性腎臓病（CKD）とは

　CKDは，糸球体濾過量（glomerular filtration rate；GFR）で表される腎機能の低下があるか，または腎臓の障害を示唆する所見（代表的なものは蛋白尿をはじめとする尿異常，片腎や多発性嚢胞腎等の画像診断でわかる形態異常，血液異常，病理

所見等の存在）が慢性的に持続するものすべてを含みます．具体的な診断基準は以下のとおりです[1]．

① GFR の値にかかわらず，腎障害を示唆する所見（検尿異常，形態異常，血液異常，病理所見など）が 3 カ月以上存在すること．
② GFR 60 ml/分/1.73 m^2 未満が 3 カ月以上持続すること．

　この片方または両方を満たす場合に CKD と診断されます．CKD は世界中で増え続ける末期腎不全（end-stage kidney disease；ESKD）の予備軍として注目されています．日本腎臓学会の調査によると，わが国の成人人口における CKD 患者数は推計約 1,330 万人とされています[2]（表1）．
　一般的に，CKD では尿異常から始まり，徐々に腎機能が低下して ESKD へと進行します[3]（図1）．ハイリスク群の CKD 患者では，CVD の発症率が高くなりますが，CKD の進行に伴って CVD の発症率は加速的に高まります（矢印の太さで合併症に向かう進行速度を示しました）．ESKD に至るよりも，心血管系の合併症によって死亡する患者さんのほうが多いのです（図2）[1]．
　CKD が進行すると透析を行います．2016 年末の日本の慢性透析患者数は 329,609 人で，国民約 400 人に 1 人の割合にまで高まりました（図3）[2]．超高齢社会を反映して，透析患者も年々高齢化し，2016 年末の透析患者全体の平均年齢は 68.15 歳，2016 年新規導入透析患者 37,250 人の平均年齢は 69.4 歳で，年々増加しています．透析導入患者を年齢層でみてみると，75〜79 歳が最も多いです[2]．

表1　日本における CKD 患者数（%）（20 歳以上）

GFR ステージ	GFR (ml/分/1.73 m^2)	尿蛋白 −〜±	尿蛋白 1+以上
G1	≧90	2,803 万人	61 万人（0.6%）
G2	60〜89	6,187 万人	171 万人（1.7%）
G3a	45〜59	886 万人（8.6%）	58 万人（0.6%）
G3b	30〜44	106 万人（1.0%）	24 万人（0.2%）
G4	15〜29	10 万人（0.1%）	9 万人（0.1%）
G5	<15	1 万人（0.01%）	4 万人（0.03%）

□のところが，CKD に相当する．
G5 には透析 5D，腎移植 5T は含まれない．
（「平成 23 年度厚生労働省 CKD の早期発見・予防・治療標準化・進展阻止に関する研究班」を日本腎臓学会，2012，文献 1 が引用したものを転載）

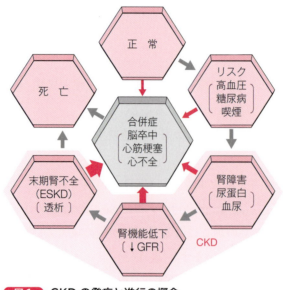

図1 CKDの発症と進行の概念
(日本腎臓学会編:CKD診療ガイド2009, 東京医学社, 2009)

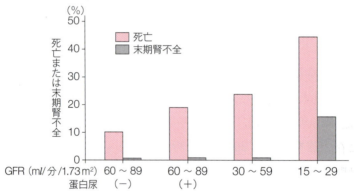

図2 腎機能別にみた死亡率とESKD（移植を含む）発症率（米国の成績）
(Keith DS et al : Arch Intern Med **164** : 659-663, 2004 を日本腎臓学会, 2012, 文献1が引用, 改変したものを転載)

腎障害進行のリスク因子とCKD治療の2つの目的

　CKD発症あるいは腎障害進行のリスク因子として，高齢，CKDの家族歴，過去の健診における尿異常や腎機能異常，および腎形態異常，脂質異常症，高尿酸血症，NSAIDsなどの常用薬，急性腎不全の既往，高血圧症，耐糖能障害や糖尿病，肥満およびメタボリックシンドローム，膠原病，感染症，尿路結石などがあります[1]．また，前述したように腎機能障害は重要なCVDのリスク因子です．

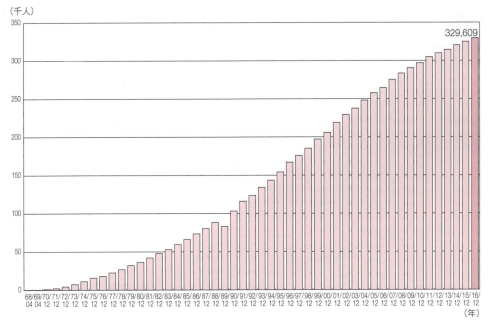

図3 日本の透析患者数の推移

(日本透析医学会)[2]

　CKD治療の第1の目的は，患者さんのQOLを著しく損なうESKDへ至ることを阻止する，あるいはESKDへ至る時間を遅らせることです．また第2の目的は，CVDの発症リスク因子であるCKD治療により，CVDの新規発症を抑制する，あるいは既に存在するCVDの進展を阻止することです．ESKDは血液透析，腹膜透析あるいは腎移植といった腎代替療法を必要とします．そしてCKDのエンドポイントであるESKDやCVDを抑制するためには，病態の連鎖を断ち切る集学的治療が必要であるとされています[2]（図4）．

CKD患者とサルコペニア，フレイル，PEW

　CKD患者では，呼吸・循環器系，血液・消化器系，骨・関節系，脳神経系などのさまざまな合併症や重複障害を呈しやすく，腎性貧血，骨格筋減少・筋力低下，骨格筋機能異常，運動耐容能低下，易疲労，活動量減少，QOL低下等が認められます（表2）[3]．

(1) サルコペニア

　サルコペニアとは，骨格筋の萎縮や質の低下を招き，握力の低下，歩行スピードの低下につながる状態のことであり，多くのCKD患者でみられます．また，CKD

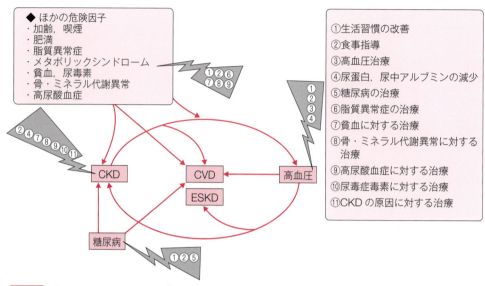

図4 CKDの2つのエンドポイント（ESKDとCVD）をめぐる病態の連鎖と治療的介入

(日本腎臓学会, 2012)[1]

表2 透析患者の抱える問題点

1. 循環器系	・死因の第1位は心不全 ・糖尿病性腎症，高血圧といった生活習慣病を基礎疾患に有する患者の比率が増加 ・高齢化
2. 腎性貧血	・エリスロポエチンの合成能の低下
3. 代謝・免疫系	・インスリン感受性の低下 ・筋蛋白の異化亢進 ・栄養分の透析液への流出 ・炎症・線維化・動脈硬化に関係するサイトカインの増加
4. 筋・骨格系	・筋力低下（廃用性筋力低下，尿毒症性ミオパチー，尿毒症性ニューロパチー）
5. 骨・関節系	・腎性骨異栄養症（線維性骨炎，骨軟化症，無形成骨症） ・透析アミロイドーシス
6. 心理・精神系	・心理的ストレス ・生活の質の低下
7. 運動耐容能	・最高酸素摂取量（peak $\dot{V}O_2$）の低下

(上月, 2018)[3]

患者の死亡率の増加とも関係しています[5]．一方，韓国の一般住民を対象にした横断研究で，サルコペニアそのものがCKDの有無にかかわらず尿アルブミン排泄量に関与しており，その関与は高齢者で大きいと報告されています[6,7]．

(2) フレイルとPEW

CKD患者はフレイルもきたしやすく，CKD患者の高齢者で7%，保存期CKD

表3 CKDにおけるPEWの診断基準

診断基準
生化学的検査
血清アルブミン　＜3.8 g/dl（Bromcresol Green法）
血清プレアルブミン（トランスサイレチン）　＜30 mg/dl
（ただし，維持透析患者のみ．CKDステージ2〜5の患者ではGFR値により値が変動する可能性がある）
血清総コレステロール　＜100 mg/dl
体格検査
BMI　＜23
意図しない体重減少：3カ月で5％以上または6カ月で10％以上
体脂肪率　＜10％
筋肉量
筋消耗：3カ月で5％以上または6カ月で10％以上の筋肉量の減少
上腕筋周囲面積の減少：基準値の50パーセンタイルに対して10％以上
クレアチニン出現率
食事摂取量
意図しない食事性蛋白摂取量の低値：
維持透析患者：少なくとも2カ月間にわたり＜0.80 g/kg/日
CKDステージ2〜5の患者：＜0.60 g/kg/日
意図しない食事性エネルギー摂取量の低値：
少なくとも2カ月間にわたり　＜25 kcal/kg/日

上記の各カテゴリー中，1項目でも該当するカテゴリーが3つ以上ある場合はPEWと診断される．

(Fouque et al, 2008)[13]

患者で14％[8]，透析患者では42％（若年者で35％，高齢者で50％）にフレイルが認められ，年齢，併存症，障害にかかわらず，死亡率や入院率を高めるリスク因子です[9,10]．推定GFR（eGFR）が低いほどフレイルが多くなり運動耐容能の低下と関係しています[11]．糖尿病やその他の併存症を補正しても，CKD患者におけるフレイルは透析のリスク因子です[4,12]．また，フレイルはうつの発症や認知機能の低下にも関係しています[12]．

　CKD患者ではPEW（protein energy wasting），すなわち，蛋白質とエネルギー源（体蛋白と体脂肪）の蓄積が減少した状態に陥ることが多々あります（**表3**）[13]．CKD患者におけるフレイルやPEWは多くの要因が複雑に絡み合っています[14]．食思不振や食事制限による栄養摂取不足がフレイル・PEWの主要因ですが，尿毒症，全身性の炎症，糖尿病や心血管病等の併存疾患，代謝性アシドーシスやインスリン抵抗性などの代謝・内分泌的異常などもフレイル・PEWの発症に関与しています（**表4**）[15]．また，透析による栄養素の喪失（アミノ酸や蛋白質の透析液中への流出）や透析治療に関連した因子（透析液中のエンドトキシンや透析膜の生体適合性等）もフレイルやPEWの発症要因です．そのため，透析患者はフレイルやPEWに非

表4 CKD患者における骨格筋減少の原因

1. 炎症性サイトカインの増加
2. 筋蛋白の合成・分解のアンバランス
3. 身体活動量の低下（運動不足）
4. 性ホルモン（テストステロン，エストロゲン）の減少
5. 成長ホルモンに対する筋肉の反応性低下
6. インスリン抵抗性
7. 活性型ビタミンDの低下
*8. サテライト細胞の減少
*9. 代謝性アシドーシス
*10. アンジオテンシンIIの増加
*11. protein-energy wasting
*12. ミオスタチンの過剰発現

＊はCKD尿毒症患者に特異的．

（Fahal, 2004, 文献15を一部改変）

常に陥りやすい状態です．そしてフレイルやPEWは感染症，CVDや抑うつなどを引き起こし，さらにこれらの合併症がフレイルを増悪させる要因となります[14]．

このように，CKD患者においてもサルコペニア・フレイル・PEWは自立を阻害し，介護負担を増加させ，QOLや生命予後に大きな影響を与えています．

CKDは早期老化モデルの1つとも考えられています[16]．これは，フレイルに関係するさまざまな要因，たとえば，終末糖化産物の蓄積，インスリン抵抗性，慢性炎症，酸化ストレス，血管の石灰化，骨量の減少などがみられるためです[16,17]．喫煙，貧血，うつ，CVD，脳卒中，高血圧，脂質異常症，糖尿病は認知障害や身体障害のリスク因子ですが，CKD患者においてもこれらがよく認められることも早期老化に拍車をかけています[12,16]．

CKD患者は運動すべき？

筋蛋白合成の最大の刺激因子は運動です．CKD患者での筋蛋白の分解を防止するには，きちんと食事療法を行うことに加えて，運動することがとても重要になります．

(1) 透析患者における運動

しかし，透析患者はあまり運動をしません[18]．透析患者の運動耐容能は心不全患者や慢性閉塞性肺疾患（chronic obstructive pulmonary disease；COPD）患者のものと同レベルまで低下しています[19]．透析患者は潜在的心不全状態で，貧血もあり，また透析直前は心不全や高血圧を，透析直後は起立性低血圧などを合併しやすいため，一見積極的に運動を行う状況ではないようにみえます．ところが，運動をしな

表5 透析患者のCVDに対するK/DOQI臨床ガイドライン

14.1	すべての透析患者には，禁煙のカウンセリングおよび奨励を定期的に実施すべきである(A)．喫煙専門家への紹介が推奨される(C)．
14.1.a	運動能力が乏しい抑うつ状態にある患者では，禁煙を奨励する場合に特に注意を要する(C)．
14.2	すべての透析患者には，腎臓病・透析部門のスタッフが定期的にカウンセリングを実施して，その運動レベルを引き上げるように奨励すべきである(B)．
14.2.a	透析患者の運動に特に問題となる点を特定し，患者を適当な部門(理学療法や心臓リハビリテーション部門)に紹介して，患者が運動処方を守れるようにする必要がある．このような問題点には，整形外科的/筋骨格系の可動制限，心血管系さらには動機づけの問題がある(C)．
14.3	運動機能の測定：
14.3.a	運動機能の評価および運動プログラムの再評価を少なくとも6カ月ごとに実施すべきである(C)．
14.3.b	運動機能は運動能力検査や質問紙検査(SF-36など)で測定することができる(C)．
14.3.c	運動の実行を妨げる可能性がある条件を各患者で評価する(C)．
14.4	運動に関する勧告：
14.4.a	多くの透析患者は体力が非常に低下しているため，推奨された運動レベルを受け入れられるように体力と持久力を高めるには，理学療法部門への紹介が必要なことがある．
14.4.a.i	心臓リハビリテーションに適格な患者は，その専門家に紹介する必要がある(C)．
14.4.a.ii	運動の目標として，毎日でなくとも週の大部分で，強度が中程度の心血管運動を1日30分間実施すべきである．現在，運動を積極的にしていない患者では，非常に低レベルで短い運動から始め，徐々にこの勧告レベルまで引き上げる必要がある(C)．
14.4.b	フォローアップ：
14.4.b.i	患者の運動機能の評価および運動の奨励は，通常の患者ケアプランの一部とすべきである．定期的な再検討では，運動レベルおよび運動機能の変化の評価を含めなければならない(C)．
14.5	透析患者の抑うつ，不安および攻撃性，敵意を発見して治療すべきである(B)．
14.5.a	透析ソーシャルワーカーが，透析開始時と以後は少なくとも年に2回，すべての透析患者に面接を実施し，抑うつ，不安および攻撃性，敵意の存在に特に注意して，患者の精神状態を評価する必要がある(C)．
14.5.b	透析患者に抑うつ，不安および攻撃性，敵意が存在する場合には，そのような精神状態を治療しなければならない(C)．

A：行うよう強く勧められる．B：行うよう勧められる．C：行うよう勧められるだけの根拠が明確でない．D：行わないよう勧められる．

(NKF-K/DOQI, 2005)[20]

い透析患者は生命予後が悪く[18]，透析患者の運動不足は低栄養・左室肥大と同程度に生命予後に影響します[18]．すなわち，透析患者の運動機能の維持・改善といった目的からも，包括的リハの早期介入の重要性が増してきています．透析患者のCVDに対するK/DOQI臨床ガイドラインには，「医療関係者は透析患者の運動機能評価と運動の奨励を積極的に行う必要がある」と明記されています(**表5**)[20]．また，DOPPS研究(血液透析患者の治療方法と患者の予後についての調査)では，①定期的な運動習慣のある透析患者は，運動習慣のない透析患者と比較して生命予後が明らかによいこと，②週当たりの運動回数が多いほど生命予後がよいこと，③定期

な運動習慣をもつ透析患者の割合が多い施設ほど，施設当たりの患者死亡率が低いことが明らかにされています[21]．

(2) 保存期CKD患者における運動

一方，これまで保存期CKD患者の運動は，腎病変を悪化させる心配があるとして，社会生活や学校における活動が過度に制限されていることが少なくありませんでした[22]．事実，激しい運動中は腎血流量やGFRの低下をきたし，腎機能を低下させる臨床例があります．しかし，腎障害患者の日常や社会生活における活動を過度に制限し，長期間にわたって安静を強いると，QOLを大きく損なうだけでなく，運動耐容能の低下やインスリン抵抗性の増加により心血管系合併症を増加させ，さらに，腎疾患そのものの進行速度が増す危険性もあります[4,12]．

なぜ腎臓リハが必要なのか？

(1) 透析移行を防止！

これまでCKD患者では，合併症や重複障害を理由に安静を余儀なくされる場合も少なくありませんでした．しかし，虚血性心疾患のために冠動脈バイパス術を行ったCKD透析患者がリハを行うことで，全死亡率・心死亡率ともに30%以上も低下したとの報告[23]や，CKD患者や虚血性心疾患を有する保存期CKD患者に運動療法を行うことでeGFRが改善するとの報告が相次いでなされています[24-27]．CKDステージ3〜5の患者が運動療法を行うと，総死亡率が低下するばかりでなく，透析や腎移植などの腎不全代替療法移行を抑制するという報告もあります[28]．すなわち，運動療法を中心とした腎臓リハが，保存期CKD患者の透析移行を防止（先延ばし）できるのです．

(2) 栄養療法や患者指導を加えた包括的メニューの効果が大きい！

ただし，「単純にCKD患者に運動を勧めればそれでよい」というわけではありま

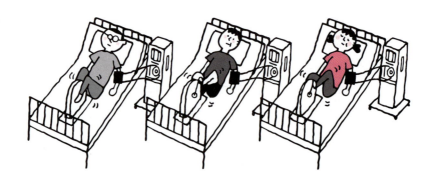

せん．腎臓リハにおいては運動療法だけでなく，栄養療法も重要となります．たとえば，たんぱく質の過剰摂取は，尿毒症の原因となる尿素窒素の増加や腎糸球体での過剰濾過につながり，腎機能低下の一因にもなるため，CKD患者では腎機能低下が進行するほど摂取たんぱく質の制限が必要です．しかし，過度なたんぱく質制限は，エネルギー摂取不足につながる恐れがあります．エネルギーが不足すると，身体中のたんぱく質が分解されエネルギー源になり（異化作用），体内の尿素窒素が増えるため，たんぱく質を多く摂取した状態と同じになり，たんぱく質を制限する意味がなくなってしまいます．そのため，十分なエネルギー摂取量の確保と同時に，特殊食品の使用経験が豊富な人材による継続的な患者指導が必要となります[3]．

(3) 透析患者の社会復帰につなげる！

透析療法の進歩に伴い，透析患者でも社会復帰が十分可能な状況となっていますが，透析患者の就労，雇用の確保は依然として，日常生活のうえで重要な課題です．就労，雇用に影響を与える要因は，社会的要因，身体的要因，精神的要因に分類されます．

社会的要因としては，会社からの解雇，再就職の困難さ，給与の減額，地位の凍結，経済的不安，通院や送迎等の問題があります[3]．身体的要因には，ブラッドアクセス，運動耐容能低下，高齢化，貧血，糖尿病合併症，透析療法合併症（心循環器系合併症，骨関節合併症，視力障害，感染症，栄養障害，消化器合併症，出血傾向，続発性副甲状腺機能亢進症，食事管理，悪性腫瘍）などがあります．そして，精神的要因には，長期延命の不安，死の恐怖，合併症やシャントトラブルの心配，医療スタッフとの人間関係，家庭内や社会からの孤立感，家族に対する役割や責任への自信喪失，生き甲斐や意欲の喪失，通院に対する時間的，経済的，身体的不安，加齢に伴う要介護への不安などがあります[29,30]．

すなわち，これら3つの要因が栄養療法や薬物療法，教育やカウンセリングを含めた包括的なリハ，腎臓リハを必要とする理由なのです．そしてこのような腎臓リハの普及・発展を目的に，職種を超えた学術団体「日本腎臓リハビリテーション学会」が設立されました[31]．

おわりに

腎臓病といえばかつては安静にすることが治療の1つでした．しかし，CKD患者においても，身体活動の低下はCVDによる死亡のリスク因子であり，CKD患

者にも運動療法が適用されるようになってきました．最近では運動療法は腎臓リハの中核として考えられ，CKD患者の心大血管疾患発生予防や透析導入時期遅延の役割も期待されています．2016年度の診療報酬改定では，進行した糖尿病性腎症に対する運動指導の評価として「腎不全期患者指導加算」が新設され，腎臓リハビリテーションに対する世界で初めての診療報酬となりました．さらに，2018年度の診療報酬改定では，「高度腎機能障害患者指導加算」として eGFR 45 ml/分/1.73 m^2 未満まで対象が拡大されました[32]．「運動制限から運動療法へ」のコペルニクス的転回を果たしたこの領域での腎臓リハの普及・発展を願うとともに，リハ関係者に周知徹底し，積極的な参加を期待しています．

（上月正博）

文献

1) 日本腎臓学会編：CKD 診療ガイド 2012．東京医学社，2012．
2) 日本透析医学会：図説　わが国の慢性透析療法の現況：URL：http://docs.jsdt.or.jp/overview/index.html（2018 年 8 月 8 日閲覧）
3) 上月正博編著：腎臓リハビリテーション，第 2 版．医歯薬出版，2018．
4) Roshanravan B et al：A prospective study of frailty in nephrologyreferred patients with CKD. *Am J Kidney Dis* **60**(6)：912-921, 2012.
5) Buford TW et al：Models of accelerated sarcopenia：critical pieces for solving the puzzle of age-related muscle atrophy. *Ageing Res Rev* **9**(4)：369-383, 2010.
6) Kim TN et al：Relationship between sarcopenia and albuminuria. The 2011 Korea national health and nutrition examination survey. *Medicine* **95**：e2500, 2016.
7) Han E et al：Sarcopenia is associated with albuminuria independently of hypertension and diabetes：KNHANES 2008-2011. *Metabolosm* **65**：1531-1540, 2016.
8) Reese PP et al：Physical performance and frailty in chronic kidney disease. *Am J Nephrol* **38**：307-315, 2013.
9) Johansen KL et al：Frailty and dialysis initiation. *Semin Dial* **26**(6)：690-696, 2013.
10) McAdams-DeMarco MA et al：Frailty as a novel predictor of mortality and hospitalization in individuals of all ages undergoing hemodialysis. *J Am Geriatr Soc* **61**(6)：896-901, 2013.
11) Reese PP et al：Physical performance and frailty in chronic kidney disease. *Am J Nephrol* **38**：307-315, 2013.
12) Feng L et al：Kidney function and cognitive and functional decline in elderly adults：findings from the Singapore longitudinal aging study. *J Am Geriatr Soc* **60**(7)：1208-1214, 2012.
13) Fouque D et al：A proposed nomenclature and diagnosis criteria for protein-energy wasting in acute and chronic kidney disease. *Kidney Int* **73**：391-398, 2008.
14) Kim JC et al：Frailty and protein-energy wasting in elderly patients with end stage kidney disease. *J Am Soc Nephrol* **24**：337-351, 2013.
15) Fahal IH：Uraemic sarcopenia：aetiology and implications. *Nephrol Dial Transplant* **29**：1655-1665, 2014.
16) Kooman JP et al：Chronic kidney disease and premature aging. *Nat Rev Nephrol* **10**：732-742, 2014.
17) Musso CG et al：Therapeutic alternatives and palliative care for advanced renal disease in the very elderly：a review of the literature. *Int Urol Nephrol* **47**(4)：647-654, 2015.
18) Painter P：Physical functioning in end-stage renal disease patients：Update 2005. *Hemodial Int* **9**：218-235, 2005.

19) O'Hare AM et al：Decreased survival among sedentary patients undergoing dialysis：results from the dialysis morbidity and mortality study wave 2. *Am J Kidney Dis* **41**：447-454, 2003.
20) NKF-K/DOQI：K/DOQI Clinical Practice Guidelines for Cardiovascular Disease in Dialysis Patients. *Am J Kidney Dis* **45**(Suppl 3)：S1-S128, 2005.
21) Tentori F et al：Physical exercise among participants in the Dialysis Outcomes and Practice Patterns Study(DOPPS)：correlates and associated outcomes. *Nephrol Dial Transplant* **25**：3050-3062, 2010.
22) 上月正博：腎臓リハビリテーション―現況と将来展望．リハ医学 **43**：105-109，2006.
23) Kutner NG et al：Cardiac rehabilitation and survival of dialysis patients after coronary bypass. *J Am Soc Nephrol* **17**：1175-1180, 2006.
24) Baria F et al：Randomized controlled trial to evaluate the impact of aerobic exercise on visceral fat in overweight chronic kidney disease patients. *Nephrol Dial Transplant* **29**：857-864, 2014.
25) Toyama K et al：Exercise therapy correlates with improving renal function through modifying lipid metabolism in patients with cardiovascular disease and chronic kidney disease. *J Cardiol* **56**：142-146, 2010.
26) Takaya Y et al：Impact of cardiac rehabilitation on renal function in patients with and without chronic kidney disease after acute myocardial infarction. *Circ J* **78**：377-384, 2014.
27) Greenwood SA et al：Effect of exercise training on estimated GFR, vascular health, and cardiorespiratory fitness in patients with CKD：a pilot randomized controlled trial. *Am J Kidney Dis* **65**：425-434, 2015.
28) Chen IR et al：Association of walking with survival and RRT among patients with CKD stages 3-5. *Clin J Am Soc Nephrol* **9**：1183-1189, 2014.
29) 上月正博：透析患者における障害とリハビリテーションの考え方．臨床リハ **19**：531-537，2010.
30) 伊藤 修：透析患者のQOL向上のために 就業，雇用の現状と課題．臨床リハ **15**：202-207，2006.
31) 日本腎臓リハビリテーション学会：http://jsrr.jimdo.com/
32) 厚生労働省：平成30年度診療報酬改定について：http://www.mhlw.go.jp/stf/seisakunitsuite/bunya/0000188411.html

2 腎臓リハビリテーションの定義とエビデンス

> **Point**
> - 腎臓リハビリテーションは食事療法，薬物療法，教育なども含む包括的リハビリテーションの1つ
> - 腎臓リハビリテーションでADL，QOLの改善のみならず，生命予後も延長する
> - 腎臓リハビリテーションでは透析予防効果もみられる

はじめに

腎臓病といえばかつては安静にすることが治療の1つでした．しかし，最近では慢性腎臓病（CKD）患者でも，身体活動の低下が心血管疾患（CVD）による死亡のリスクであることと，軽い運動がCKDを悪化させないことが明らかになり，CKD患者にも運動療法が適用されるようになってきました．最近では運動療法にCKD患者の透析導入時期を遅らせる効果も期待されています．しかし，運動療法に加えきちんとした栄養療法や薬物療法，教育等も必須であることから，包括的リハビリテーションとしての腎臓リハが生まれました．本項では，腎臓リハの実際とエビデンスについて概説します．

腎臓リハの定義

腎臓リハ（renal rehabilitation）という用語は以前から時々聞かれていましたが，

1994年,LORAC(Life Options Rihabilitation Advisory Council)によりその概念が初めて体系づけられました[1].LORACは腎臓リハをencouragement(励まし),education(教育),exercise(運動療法),employment(雇用促進),evaluation(評価)の5つのコアにまとめています.

筆者らは2011年に世界初の腎臓疾患に対するリハビリテーション学術団体である「日本腎臓リハビリテーション学会」を設立し[2],『腎臓リハビリテーション』(医歯薬出版)という成書を出版しました[3].そこで初めて腎臓リハの定義を,「腎臓リハビリテーションは,腎疾患や透析医療に基づく身体的・精神的影響を軽減させ,症状を調整し,生命予後を改善し,心理社会的ならびに職業的な状況を改善することを目的として,運動療法,食事療法と水分管理,薬物療法,教育,精神・心理的サポートなどを行う,長期にわたる包括的なプログラムである」としました[3,4].

腎臓リハの対象疾患

腎臓リハの対象は,CKD透析患者および透析まで至らない保存期CKD患者です.CKD患者の中には心不全,心筋梗塞,慢性閉塞性肺疾患,脳卒中,末梢動脈疾患,

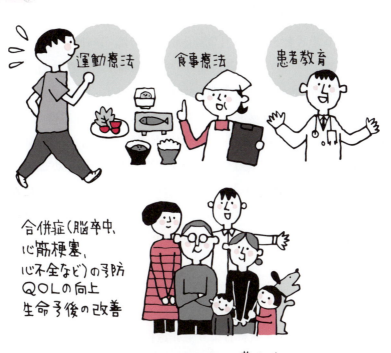

表1 CKD透析患者における運動療法の効果

1. 最大酸素摂取量の増加
2. 左心室収縮能の亢進（安静時・運動時）
3. 心臓副交感神経系の活性化
4. 心臓交感神経過緊張の改善
5. PEW（protein energy wasting）の改善
6. 貧血の改善
7. 睡眠の質の改善
8. 不安・うつ・QOLの改善
9. ADLの改善
10. 前腕静脈サイズの増加（特に等張性運動による）
11. 透析効率の改善
12. 死亡率の低下

（上月, 2012, 文献3を改変）

下肢切断等の併存症をもつ患者さんが少なくなく，当然そのような重複障害を有する患者さんも腎臓リハの対象になります．

腎臓リハの効果

(1) CKD透析患者に対する腎臓リハの効果

表1に腎臓リハの中核の1つである運動療法のCKD透析患者における効果をまとめました[3]．透析患者を3〜10カ月運動療法を行う群（運動群）と運動療法を行わない対照群に分けて比較したところ，両群の平均最高酸素摂取量（peak$\dot{V}O_2$）は運動療法前には年齢予測値の70％と著明に低下していました．介入後は対照群では平均peak$\dot{V}O_2$がさらに1.7％減少しました．一方で，運動群では25％も向上し，年齢予測値の88％となっています[5]．その他にも運動療法は，心拍変動，脂肪量減少，大腿四頭筋容量増加，膝伸展力や股関節周囲筋力の向上に有効でした．さらに，脱落者の脱落理由を検討してみると，医学的な理由での脱落は，患者さん自身の拒絶による脱落（27％）より少ない25％程度でした．また，運動群と対照群間で脱落者の割合に差はなく28,400人/年で，運動療法中の死亡脱落者は全く出現しませんでした[5]．

このように，透析患者に対する運動療法は有効かつ安全であることが示されました．さらに，運動期間が6カ月以上の研究では，有酸素運動にレジスタンストレーニングを加える運動療法や，透析日よりも非透析日の運動療法が，平均peak$\dot{V}O_2$の向上を図るうえでより効果的であるとも報告されています[5]．「透析患者の心血管疾患に対するK/DOQI臨床ガイドライン2005年版」では，「医療関係者は，す

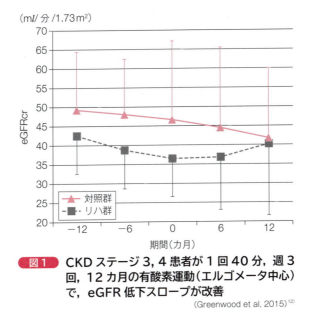

図1 CKDステージ3, 4患者が1回40分, 週3回, 12カ月の有酸素運動（エルゴメータ中心）で, eGFR低下スロープが改善

(Greenwood et al, 2015)[12]

べての透析患者の運動機能評価と運動の奨励を積極的に行う必要がある」と明記されています[6].

(2) 保存期CKD患者に対する腎臓リハの効果

　Mustataらは，ステージ3～4の保存期CKD患者に12カ月の有酸素運動療法を行い，身体機能に加えて，動脈硬化やQOLの改善に効果があったことを報告しています[7]. さらに，Headleyらはステージ2～4の保存期CKD患者に対する48週間の有酸素運動療法（1日45分，週3日，peak$\dot{V}O_2$の50～60％の強度）の無作為試験を行い，運動群でpeak$\dot{V}O_2$の増加，安静時・運動時脈拍の減少，LDLコレステロール，TG（中性脂肪）の減少を認めたと報告しています[8]. このように，透析導入前の保存期CKD患者に対する運動療法は，心血管疾患のリスクファクターを改善させます.

　最近では保存期CKD患者や虚血性心疾患を有する保存期CKD患者に運動療法を行うことで推定GFR（estimated GFR；eGFR）が改善するという報告が相次いでいます（図1）[9-12]. また，ステージ3～5のCKD患者が運動療法を行うと，総死亡率が低下するばかりでなく，透析や腎移植などの腎不全代替療法移行を抑制するという報告もあります（図2）[13]. すなわち，運動療法を中心とした腎臓リハは，保存期CKD患者が透析に移行するのを先延ばしできるのです.

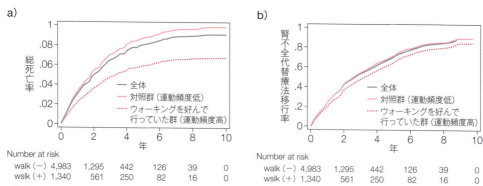

図2 CKDステージ3～5患者が運動療法を行うことで総死亡率や腎不全代替療法移行を抑制

(Chen et al, 2014)[13]

表2 日本腎臓学会の各種ガイドラインにおける運動に関する記述

CKD診療ガイドライン2018	肥満・メタボリックシンドロームを伴うCKD患者において,運動療法は推奨されるか?	運動療法は,CKD患者の減量および最高酸素摂取量の改善に有効であり,行うよう提案する.その適応および運動量は,それぞれの患者の臨床的背景を考慮して判断する(C2).
	ネフローゼ症候群の患者に運動制限は推奨されるか?	ネフローゼ症候群の患者の長期的予後改善に運動制限を推奨する,もしくは推奨しないとするエビデンスはなかった(Dなし).
	小児CKDに運動は推奨されるか?	小児CKDでは,QOL,運動機能,呼吸機能の点から,軽度～中等度の運動を行うよう提案する(C2).
CKD診療ガイド2012	運動・休養	・CKDの各ステージを通して,過労を避けた十分な睡眠や休養は重要であるが,安静を強いる必要はない. ・個々の患者では,血圧,尿蛋白,腎機能などを慎重にみながら運動量を調節する必要がある.

CKD:chronic kidney disease(慢性腎臓病),CVD:cardiovascular disease(心血管疾患),METs:metabolic equivalents(代謝当量).

(日本腎臓学会,2018,文献16,日本腎臓学会,2012,文献17を元に作成)

各国の運動療法ガイドラインとリハプロトコール

　CKDの発症あるいはCKD患者における腎障害進行のリスクファクターと透析患者の死亡原因としては心不全が最も多いこと[14]から,CKD患者への運動療法の多くは心不全患者に対するリハプロトコールに準じて行われます[15].

　日本腎臓学会が発刊している「エビデンスに基づくCKD診療ガイドライン2018」[16]や「CKD診療ガイド2012」[17]には運動に関する項目が盛り込まれていて,CKD患者にも身体活動や運動療法の重要性が提唱されています(表2).「エビデンスに基づくCKD診療ガイドライン2018」では,運動療法は,肥満・メタボリックシンドロームを伴うCKD患者の減量および最高酸素摂取量の改善に有効として

表3 CKD 患者に推奨される運動処方

	有酸素運動 （aerobic exercise）	レジスタンス運動 （resistance exercise）	柔軟体操 （flexibility exercise）
頻度 （frequency）	3～5 日/週	2～3 日/週	2～3 日/週
強度 （intensity）	中等度強度の有酸素運動〔酸素摂取予備能の 40～59％，ボルグ指数（RPE）6～20 点（15 点法）の 12～13 点〕	1 RM の 65～75％（1 RM を行うことは勧められず，3 RM 以上のテストで 1 RM を推定すること）	抵抗を感じたりややきつく感じるところまで伸長する
時間 （time）	持続的な有酸素運動で 20～60 分/日．しかしこの時間が耐えられないのであれば，3～5 分間の間欠的運動曝露で計 20～60 分/日	10～15 回反復で 1 セット．患者の耐容能と時間に応じて，何セット行ってもよい．大筋群を動かすための 8～10 種類の異なる運動を選ぶ	関節ごとに 60 秒の静止（10～30 秒はストレッチ）
種類 （type）	ウォーキング，サイクリング，水泳のような持続的なリズミカルな有酸素運動	マシン，フリーウエイト，バンドを使用する	静的筋運動

RPE：rating of perceived exertion（自覚的運動強度）．
1 RM：1 repetition maximum（最大 1 回反復重量）．

〈運動に際しての特別な配慮〉
1. 血液透析を受けている患者
   ・運動は非透析日に行うのが理想的である．
   ・運動を透析直後に行うと，低血圧のリスクが増えるかもしれない．
   ・心拍数は運動強度の指標としての信頼性は低いので，RPE を重視する．RPE を軽度（9～11）から中等度（12～13）になるように目指す．
   ・患者の動静脈シャントに直接体重をかけない限りは，動静脈接合部のある腕で運動を行ってよい．
   ・血圧測定は動静脈シャントのない側で行う．
   ・運動を透析中に行う場合は，低血圧を防止するために，透析の前半で行うべきである．透析中の運動としては，ペダリングやステッピングのような運動を行う．透析中には動静脈接合部のある腕の運動は避ける．
2. 腹膜透析を受けている患者
   ・持続携行式腹膜透析（CAPD）中の患者は，腹腔内に透析液があるうちに運動を試みてもよいが，不快な場合には，運動前に透析液を除去して行うことが勧められる．
3. 腎移植を受けている患者
   ・拒絶反応の期間中は，運動自体は継続して実施してよいが，運動の強度は軽くする．

(American College of Sports Medicine, 2017，文献 19 を筆者が訳して引用)

提案されており，その適応および運動量はそれぞれの患者の臨床的背景を考慮して判断します．小児 CKD 患者では，QOL，運動機能，呼吸機能の点から，軽度～中等度の運動を行うよう提案されました[16]．

豪州スポーツ学会（ESSA）は 2013 年に CKD 患者に対する有酸素運動とレジスタンストレーニングの運動処方に関する指針を発表しました[18]．この指針では，透析患者と非透析患者それぞれについて有酸素運動とレジスタンストレーニングの具体的な方法について詳細に記されていて，転倒リスクのある患者さんに対してはバ

ランストレーニングも勧めています．

　米国スポーツ医学会（ACSM）は 2017 年に「Guidelines for Exercise Testing and Prescription 10th Edition」の中で，CKD 患者に対する運動処方の指針を示しました（表3）[19]．この指針では，運動開始時の運動強度を軽度～中等度とし，患者の能力に応じて徐々に強度を修正していくことを勧めています．

運動療法の実際

　日本腎臓リハビリテーション学会ホームページに掲載されている「保存期 CKD 患者に対する腎臓リハビリテーションの手引き」を中心に，運動療法の実際を紹介します[20]．

(1) 適応と禁忌

　透析患者の運動療法の禁忌や中止基準については，「心血管疾患におけるリハビリテーションに関するガイドライン」に示されている心不全の運動療法の絶対的禁忌と相対的禁忌，さらに腎不全の原因疾患になっている生活習慣病に対する運動療法の適応と禁忌を適用することが勧められます[15]．高齢であること，また左室駆出率低下は必ずしも禁忌とはされません．

(2) 運動療法の決定

①運動負荷試験

　①保存期 CKD 患者では CVD をもつ場合があることから，可能なかぎり運動療法の開始前に運動負荷試験を行います．運動負荷試験としてはトレッドミルや自転車エルゴメータのプロトコールが使用されます．

　②運動負荷試験ができない場合は，無理をしない程度の強度の運動が安全です．その際は，原則として施設まで歩いてきたスピードでの歩行くらいの運動強度を勧めます．

　③それ以上の運動強度での運動を許可する場合は，運動療法を安全で効果的に行うために，運動負荷試験を実施します．

②運動強度の再決定

　訓練の初回および強度を再設定するときには，症状や徴候の有無だけでなく，血圧測定や心電図モニターによる安全確認が必要です．運動中に中止をするときは患者さんの状態を見て「心血管疾患におけるリハビリテーションに関するガイドライン」に示されている「運動負荷試験の禁忌と中止基準」に準じます[21]．

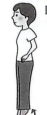
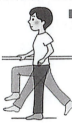
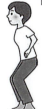
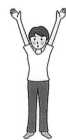

図3 腎臓体操

（日本腎臓リハビリテーション学会）[20]

(3) 運動の実際

①準備体操・ストレッチング

運動前後のストレッチング，ROM 維持・改善訓練，軽度の筋力増強訓練として図3に挙げるような体操を行います[20]．

②運動療法

表3に示したことをもとに，個々の患者さんに応じた運動療法を処方します[19]．運動処方の考え方としては，基本的に慢性心不全患者や高血圧患者の運動療法メニューに準じたものです．

運動の種類としては，有酸素運動，レジスタンストレーニング，またはそれらを組み合わせたプログラムを推奨します．身体機能やADL能力が低下している患者

さんには，バランストレーニング等と適宜組み合わせて，個別のプログラムを作成するとよいでしょう．運動の負荷は，疲労の残らない強度で短時間，少ない回数から導入し，心拍数や自覚症状に基づいて徐々に強度や時間，回数を増加させましょう．また，自宅でも行えるようなプログラムにすることも効果を上げるためには重要です．

③運動療法の注意点

・関節痛等運動器障害や息切れ，胸痛等循環器障害の症状が出現したりひどくなっていないか注意します．
・尿毒症の症状の出現やひどくなっていないか注意します．
・運動することで腎機能が低下していないかを運動後に血清クレアチニン（Cr），クレアチニンクリアランス，尿蛋白を測定しチェックします．

④運動療法の効果

表1に挙げたような効果が期待されます．

⑤腎臓保護効果判定指標

運動療法の介入前と介入後3カ月程度の評価には，以下の3点を目標とするため，これらの検査を必ず行うことにします[20]．

1) 血清Crまたはシスタチン Cの不変・低下．
2) 尿蛋白排泄量の軽減（20％以上）．
3) 血清クレアチニン推定GFR（eGFRcreat）または血清シスタチンC推定GFR（eGFRcys）の低下率の軽減（30％以上）．

※3) では介入3カ月前，介入開始時，介入後3カ月の3回の採血検査が必要です．

腎臓リハの留意点

透析患者は高齢であることが多く，狭心発作，心不全などに気づかれにくい傾向があります．運動療法を安全で効果的に行うために，運動負荷試験を行うことが勧められます．運動負荷試験は，標準的な運動負荷試験の中止基準の適応とその運動負荷試験の解釈法をよく知っている医療関係者によって監視される必要があります．運動耐容能試験としては，心血管系フィットネス，筋力テスト，バランス能力テストなどがありますが，一般的にはトレッドミルや自転車エルゴメータのプロトコールが使用されます．

リハでは，個々の患者さんの身体的，精神・心理的，社会的背景および患者さん本人の希望等個人差を十分考慮して，個々に治療目標を立て，包括的に診療に当た

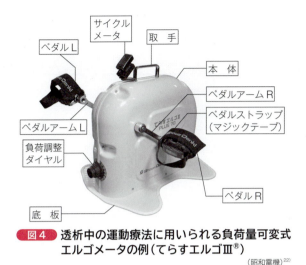

図4 透析中の運動療法に用いられる負荷量可変式エルゴメータの例（てらすエルゴⅢ®）

(昭和電機)[22]

ることが肝要です．同時に，重複障害のある患者さんの機能予後や生命予後を改善するためのFITT (frequency；頻度，intensity；強度，time；時間，type；種類)に関して，従来の臓器別リハのFITTを見直すとともに，今後十分な検証が必要となります．

透析患者では，運動負荷試験は透析をしない日に計画すべきで，血圧はシャントのないほうの腕で測定します．ピーク時心拍数は，年齢別予測最大心拍数の75％までに設定すべきです．一方，持続的携帯型腹膜透析を受けている患者さんでは，腹腔に透析液がない状態で運動負荷試験を受けるようにすることが必要です[19]．

透析患者にリハの1つである運動療法をいかにして習慣づけるかは難題です．なぜなら，週3回透析施設に通院するだけでも負担を感じている患者さんにとって，運動のために病院や運動施設にさらに通うのはとても大変なことです．ACSMでは，運動療法は透析直後に行うべきでないとしています[19]．また，もしも透析中に運動療法が行われるのであれば，低血圧反応を避けるために，治療の前半に試みられるべきであるとしています[19]．

筆者らは2005年から，透析をしている最中にベッド上の器械（エルゴメータ）で行う運動療法やゴムバンドやボールを用いたレジスタンス運動の普及に努めてきました．エルゴメータ運動は透析開始から原則2時間以内とし，10～15分間の運動後に同時間の休息を取り，それを繰り返します．レジスタンス運動は，エルゴメータ運動の合間に行います．最近は，安価・軽量で，患者さんの体力に合わせて軽度〜中程度の負荷量を調節できるエルゴメータ（てらすエルゴⅢ®，図4）が開発され，

```
〈これまでのCKD治療：運動制限〉
┌─────────────────────────────────────────────────┐
│ 保存期CKD患者  → 腎機能を悪化させないために安静が治療の1つ │
│ CKD透析患者    → 透析前後は疲労が出やすく，安静にしがち    │
└─────────────────────────────────────────────────┘
        ↓ ・医療・透析技術の進歩，超高齢社会の到来（患者の超高齢化）
          ・運動療法のエビデンス蓄積

〈これからのCKD治療：運動療法〉
┌─────────────────────────────────────────────────┐
│ 保存期CKD患者 → ・運動療法では腎機能は悪化しない，むしろ改善する │
│                  ・透析移行を防止するための治療法の1つとして運動療法が必要 │
│                  ・運動療法は心血管疾患の予防に有効          │
│                  ・サルコペニア・フレイル・PEW予防に有効      │
│ CKD透析患者   → ・運動療法では透析効率が改善する            │
│                  ・ADLの改善，降圧薬・心不全治療費の減少のための治療法の1つとして運動療法が必要 │
│                  ・運動療法は心血管疾患の予防に有効          │
│                  ・サルコペニア・フレイル・PEW予防に有効      │
└─────────────────────────────────────────────────┘
```

図5 腎臓リハの考え方

(上月，2015)[24]

利便性が高まりました[22]．日常生活指導，栄養指導，薬物療法に関してはⅢ〜Ⅴ章を参照してください[3,23]．

おわりに

図5にCKD患者における腎臓リハ・運動療法の新しい考え方を示します[24]．医療者も患者さんも，運動療法・腎臓リハの必要性や有効性についての理解は十分ではありません．これまでのリハ医療は，障害をもたらす疾患で生じた機能障害，能力低下，社会的不利のそれぞれに対する評価と介入を通じて，可能な限り障害を克服したり軽減したりすること，言い換えれば"adding life to years"（生活機能予後やQOLの改善）を主目的に発展してきました．しかし，腎臓リハに取り組むことにより透析患者をはじめとする腎臓機能障害者の"adding life to years and years to life"（生活機能予後やQOLの改善のみならず生命予後の延長）を達成できるのです[25]．CKDの治療は「運動制限から運動療法へ」のコペルニクス的転回を果たしました．腎臓リハには，運動療法によるサルコペニアやフレイルの予防・改善，生命予後改善，透析導入予防等の大きな役割が期待されています．今後の腎臓リハの普及・発展を大いに期待したいところです．

（上月正博）

文献

1) Schatell D et al : Life Options Patient Opinion Study identifies keys to a long life for dialysis patients. *Nephrol News Issues* **13** : 24-26, 1999.
2) 日本腎臓リハビリテーション学会：http://jsrr.jimdo.com/
3) 上月正博：腎臓リハビリテーション（上月正博編著），医歯薬出版，2012.
4) Kohzuki M : Renal rehabilitation : present and future perspectives. Hemodialysis (ed. Suzuki H) Intech, 2013, pp 743-751.
5) Smart N, Steele M : Exercise training in haemodialysis patients : a systematic "review and meta-analysis. *Nephrology (Carlton)* **16** : 626-632, 2011.
6) NKF-K/DOGI : K/DOQI Clinical Practice Guidelines for Cardiovascular Disease in Dialysis Patients. *Am J Kid Dis* **45** (Suppl 3) : S1-S128, 2005.
7) Mustata S et al : Effects of exercise training HYPERLINK "http://www.ncbi.nlm.nih.gov/pubmed/20842429"on physical impairment, arterial stiffness and health-related quality of life in patients with chronic kidney disease : a pilot study. *Int Urol Nephrol* **43** : 1133-1141, 2011.
8) Headley S et al : Exercise training improves HR responses and V'O2peak in predialysis kidney patients. *Med Sci Sports Exerc* **44** : 2392-2399, 2012.
9) Baria F et al : Randomized controlled trial to evaluate the impact of aerobic exercise on visceral fat in overweight chronic kidney disease patients. *Nephrol Dial Transplant* **29** : 857-864, 2014.
10) Toyama K et al : Exercise therapy correlates with improving renal function through modifying lipid metabolism in patients with cardiovascular disease and chronic kidney disease. *J Cardiol* **56** : 142-146, 2010.
11) Takaya Y et al : Impact of cardiac rehabilitation on renal function in patients with and without chronic kidney disease after acute myocardial infarction. *Circ J* **78** : 377-384, 2014.
12) Greenwood SA et al : Effect of exercise training on estimated GFR, vascular health, and cardiorespiratory fitness in patients with CKD : a pilot randomized controlled trial. *Am J Kidney Dis* **65** : 425-434, 2015.
13) Chen IR et al : Association of walking with survival and RRT among patients with CKD stages 3-5. *Clin J Am Soc Nephrol* **9** : 1183-1189, 2014.
14) 社団法人日本透析医学会：図説　わが国の慢性透析療法の現況：http://docs.jsdt.or.jp/overview/index.html（2016年9月30日閲覧）
15) 循環器病の診断と治療に関するガイドライン2011年度合同研究班：心血管疾患におけるリハビリテーションに関するガイドライン（2012年改訂版）：http://www.j-circ.or.jp/guideline/pdf/JCS2012_nohara_h.pdf
16) 日本腎臓学会編：エビデンスに基づくCKD診療ガイドライン2018，東京医学社，2018.
17) 日本腎臓学会編：CKD診療ガイド2012，東京医学社，2012.
18) Smart NA et al : Exercise & Sports Science Australia (ESSA) position statement on exercise and chronic kidney disease. *J Sci Med Sport* **16** : 406-411, 2013.
19) American College of Sports Medicine : ACSM's Guidelines for Exercise Testing and Prescription, 10th ed, Lippncott Williams & Wilkins, Philadelphia, 2017.
20) 日本腎臓リハビリテーション学会：保存期CKD患者に対する腎臓リハビリテーションの手引き：http://jsrr.jimdo.com/ 腎臓リハビリテーションの手引き /
21) 上月正博：重複障害のリハビリテーション（上月正博編），三輪書店，2015.
22) 昭和電機：http://www.showadenki.co.jp/terasu/product/erugo/erugo3/
23) 腎疾患患者の生活指導に関する小委員会ならびに腎疾患患者の食事療法に関する小委員会合同委員会：腎疾患患者の生活指導・食事療法に関するガイドライン．日腎会誌 **39** : 1-37，1998.
24) 上月正博：高齢のCKD患者において，サルコペニア・フレイル・protein-energy wasting（PEW）対策をどうとるか．内科 **116** : 941-945, 2015.
25) Kohzuki M et al : A paradigm shift in rehabilitation Medicine : From "adding life to years" to "adding life to years and years to life". *Asian Journal of Human Services* **2** : 1-7, 2012.

3 2018年の診療報酬改定での「高度腎機能障害患者指導加算」の概要

Point

- 日本において世界で初めて透析予防のための運動療法に診療報酬がついた
- 「腎不全期患者指導加算」から「高度腎機能障害患者指導加算」に
- 透析患者のリハビリテーションにも診療報酬の適用が望まれる

はじめに

　平成28（2016）年度診療報酬改定で，世界初の「腎不全期患者指導加算」が設けられ，平成30（2018）年には対象患者を拡大するとともに「高度腎機能障害患者指導加算」と名称の見直しが行われました．これは，糖尿病性腎症患者が重症化し，透析導入となることを防ぐため，進行した糖尿病性腎症患者に対する質の高い運動指導を行い，それを評価するためのものです．本項では，「高度腎機能障害患者指導加算」の内容と，腎臓リハに関する診療報酬の現在と今後の展望に関して概説します．

「高度腎機能障害患者指導加算」点数新設の背景，取り組む意義

　平成26（2014）年度の診療報酬改定では，糖尿病性腎症患者に対し，透析予防のための指導を行った場合に糖尿病透析予防指導管理料（月1回，350点）が設けられました．この管理料は，通院中の患者さんのうち，HbA1cが6.1％以上または内服薬やインスリン製剤を使用している者であって，透析を行っていない糖尿病性腎症

進行した糖尿病性腎症に対する運動指導の評価

➢ 糖尿病性腎症の患者が重症化し，透析導入となることを防ぐため，進行した糖尿病性腎症の患者に対する質の高い運動指導を評価する．

糖尿病透析予防指導管理料
（新）　高度腎機能障害患者指導加算　100点

[算定要件]
腎不全期〔eGFR（ml/分/1.73m²）が45未満〕の患者に対し，専任の医師が，<u>当該患者が腎機能を維持する観点から必要と考えられる運動について，その種類，頻度，強度，時間，留意すべき点等について指導</u>し，また既に運動を開始している患者についてはその状況を確認し，必要に応じてさらなる指導を行った場合に，腎不全期患者指導加算として100点を所定点数に加算する．

[施設基準]
次に掲げる②の①に対する割合が5割を超えていること．
① 4月前までの3カ月間に糖尿病透析予防指導管理料を算定した患者で，同期間内に測定したeGFRcr又はeGFRcys（ml/分/1.73m²）が45未満であったもの（死亡したもの，透析を導入したもの，腎臓移植を受けたものを除き6人以上の場合に限る．）
② ①の算定時点（複数ある場合は最も早いもの．以下同じ．）から3月以上経過した時点で以下のいずれかに該当している患者．
　ア）血清クレアチニン又はシスタチンCが①の算定時点から不変又は低下している．
　イ）尿たんぱく排泄量が①の算定時点から20%以上低下している．
　ウ）①でeGFRcr又はeGFRcysを測定した時点から前後3月時点のeGFRcr又はeGFRcysを比較し，その1月あたりの低下が30%以上軽減している．

➢ 糖尿病透析予防指導管理料の算定要件に，保険者による保健指導への協力に関する事項を追加．

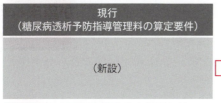

図　高度腎機能障害患者指導加算

（厚生労働省）[1]

　第2期以上の患者さんに対し，医師が糖尿病透析予防に関する指導の必要性があると認めた場合に，月1回に限り算定することになっています．この管理料は，専任の医師，当該医師の指示を受けた専任の看護師（または保健師）および管理栄養士で構成されるチーム（以下，透析予防診療チーム）が，日本糖尿病学会の「糖尿病治療ガイド」などに基づき，患者さんの病期分類，食塩制限およびたんぱく質制限などの食事指導，運動指導，その他生活習慣に関する指導等を必要に応じて個別に実施した場合に算定されます．

　さらに，平成30（2018）年度診療報酬改定では，糖尿病性腎症患者が重症化し透析導入となることを防ぐ目的で，進行した糖尿病性腎症患者に対する質の高い運動指導を評価するために新たに高度腎機能障害患者指導加算（月1回，100点）が設定されました（図）[1]．日本腎臓リハビリテーション学会では「慢性腎臓病運動療法料」

の新設に向けて，日本心臓リハビリテーション学会，日本腎臓学会，日本透析医学会等とともに，陳情活動を展開してきました．今回はその一部が認められたことになります．

CKD 患者を診療している施設が「高度腎機能障害患者指導加算」を獲得するための方策

(1) 糖尿病透析予防指導管理料に関する施設認定

糖尿病透析予防指導管理料に，腎不全期の糖尿病性腎症患者に運動指導を行い，一定水準以上の成果を出している保険医療機関に対して高度腎機能障害患者指導加算（月1回，100点）を設けることになりました[1]．つまり，高度腎機能障害患者指導加算を取得するためには，まず，糖尿病透析予防指導管理料に関する施設基準を取得することが必要となります．これには，①透析予防診療チームが設置されていること，②薬剤師，理学療法士が配置されていることが望ましいこと，③糖尿病教室を定期的に実施する等，糖尿病について患者さんとその家族に対して説明が行われていること，④糖尿病透析予防指導管理料を算定した患者さんの状態の変化について等，所定の用紙を用いて地方厚生局（支）局長に報告していること，⑤糖尿病透析予防指導管理料の施設基準にかかる届出を所定の様式で行うこと，が条件となります．

(2) 高度腎機能障害患者指導内容と加算条件

高度腎機能障害患者指導加算の算定要件は，高度腎機能障害〔eGFR（ml/分/1.73 m^2）が 30 未満〕の糖尿病性腎症患者に対し，専任の医師が，当該患者が腎機能を維持する観点から必要と考えられる運動について，その種類，頻度，強度，時間，留意すべき点などについて指導し，またすでに運動を開始している患者さんについてはその状況を確認し，必要に応じてさらなる指導を行うこととしています．施設基準の条件として，図のように運動療法の介入前と介入後3カ月程度を比較して，①血清クレアチニンもしくはシスタチンCの不変または低下，②尿蛋白排泄量の軽減，③血清クレアチニン推定 GFR（eGFRcreat）もしくは血清シスタチンC推定 GFR（eGFRcys）の低下率の軽減を確認する，の3条件のうちいずれか1つを満たす症例が5割を超えていることが必要になります[1]．

(3) 保険者による保健指導への協力に関する事項を追加

糖尿病透析予防指導管理料の算定要件に，保険者による保健指導への協力に関する事項が追加されました．すなわち，保険者から保健指導を行う目的で情報提供な

どの協力の求めがある場合に，患者さんの同意を得て，必要な協力を行います．

(4) 運動療法の適応・禁忌・具体的内容・中止基準

具体的な運動療法の適応・禁忌・具体的内容・中止基準等に関しては，日本腎臓リハビリテーション学会のホームページに掲載されている「保存期CKD患者に対する腎臓リハビリテーションの手引き」[2]や「腎臓リハビリテーションガイドライン」[3]を参考にしてください．運動中は「心血管疾患におけるリハビリテーションに関するガイドライン」に示されている「運動負荷試験の禁忌と中止基準」に準じて判断します[4]．

現存の診療報酬制度下での工夫

アメリカのK/DOQI (Kidney Disease Outcomes Quality Initiative) による「透析患者における心血管病CVDガイドライン」では，すべての透析患者に対して，スタッフはその運動レベルを引き上げるように奨励すべきであると述べられています．しかし，今回の高度腎機能障害患者指導加算では，認定された対象は糖尿病性腎症で高度腎機能障害（eGFRが45 ml/分/1.73 m^2 未満）の患者さんというあくまで限定的なものであり，糖尿病成人症以外の慢性腎臓病（CKD）患者，透析患者は対象になっていません．今後，対象範囲を早急に拡げていく必要があると思われます．

一方，日本の診療報酬制度においてリハは，心大血管疾患，脳血管疾患等，運動器，呼吸器の4つの疾患別リハ料として算定できるようになっています．各リハ料の対象，訓練室施設基準および人的要件もそれぞれ示されています．透析患者にリハを行いたい場合は，腎不全患者の死因の代表である心不全は心大血管疾患リハ料として，腎不全患者の合併症として多い脳卒中，運動器疾患，廃用症候群は，脳血管疾患等リハ料，運動器疾患リハ料，廃用症候群リハ料として行うとすればよく，そのような訓練室施設基準および人的要件を満たして施設認定を取得済みの施設であれば不可能ではありません．

おわりに

2011年に職種を超えた学術団体である日本腎臓リハビリテーション学会が設立され，2018年3月に行われた第8回学術集会（上月正博会長）でも，一般演題数247題，公募セッションなど105題計352題と過去最高で，参加者数は1,200名以上と充実しています．腎臓リハの中核的役割を担う運動療法は，透析患者の運動耐容能改善，PEWの改善，蛋白質異化抑制，QOL改善等をもたらすことを十分理解

する必要があります．「運動制限から運動療法へ」のコペルニクス的転回を果たしたこの領域に，運動療法によるサルコペニアやフレイルの予防と改善，生命予後改善，透析導入予防などという大きな役割が期待されています（p.24，図5を参照）[6]．今後，糖尿病成人症以外のCKD患者，透析患者にも適応が拡大され，増点が期待されます．さらに，高度腎機能障害患者指導加算を，本来目指していた「慢性腎臓病運動療法料」あるいは「慢性腎臓リハビリテーション料」に発展させるべく，今後とも運動療法のアウトカム評価にぜひご協力をお願いいたします．

（上月正博）

文献

1) 厚生労働省：平成30年度診療報酬改定について：http://www.mhlw.go.jp/stf/seisakunitsuite/bunya/0000106421.html
2) 日本腎臓リハビリテーション学会ホームページ：保存期CKD患者に対する腎臓リハビリテーションの手引き：http://jsrr.jimdo.com/ 腎臓リハビリテーションの手引き /
3) 日本腎臓リハビリテーション学会編：腎臓リハビリテーションガイドライン，南江堂，2018．
4) 循環器病の診断と治療に関するガイドライン（2011年度合同研究班報告）：心血管疾患におけるリハビリテーションに関するガイドライン（2012年改訂版）：http://www.j-circ.or.jp/guideline/pdf/JCS2012_nohara_h.pdf
5) 上月正博編著：腎臓リハビリテーション，医歯薬出版，2012．
6) 上月正博：高齢のCKD患者において，サルコペニア・フレイル・protein-energy wasting（PEW）対策をどうとるか．内科 **116**：941-945，2015．

4 疾患と検査

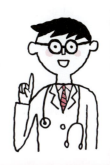

> **Point**
> - 糖尿病性腎症の治療の基本は血糖と血圧の管理，食事療法と生活習慣の改善
> - 急性糸球体腎炎と慢性糸球体腎炎では原因が大きく異なる
> - 腎硬化症の治療の基本は食事療法と降圧薬による血圧の管理

はじめに

　日本の成人人口における慢性腎臓病（CKD）患者数は約1,330万人，慢性透析患者数は2016年末に約33万人に達し，国民400人に1人の割合にまで高まりました．CKD患者においても，身体活動の低下は心血管疾患による死亡のリスクであること，軽い運動はCKDを悪化させず，むしろ透析導入時期遅延効果があることが明らかになっています．本項では，CKDの原因疾患とその検査について概説します．

慢性腎臓病（CKD）の原因

　CKD発症あるいは腎障害進行の危険因子としては，高齢，CKDの家族歴，過去の健診における尿異常や腎機能異常および腎形態異常，脂質異常症，高尿酸血症，NSAIDs等の常用薬，急性腎不全の既往，高血圧症，耐糖能障害や糖尿病，肥満およびメタボリックシンドローム，膠原病，感染症，尿路結石などがあります[1]．

　透析導入患者の原疾患としては，1998年に糖尿病性腎症が慢性糸球体腎炎に代

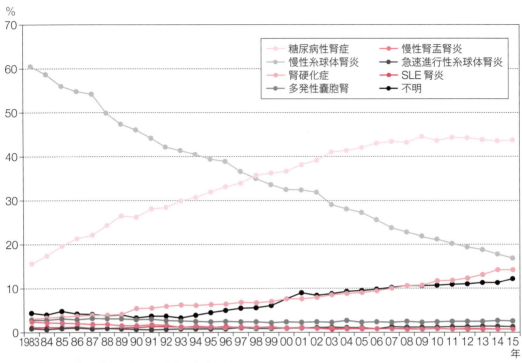

図 透析導入患者の主要原疾患の割合推移

(日本透析医学会)[2]

わって原疾患の第1位になって以来，糖尿病性腎症の割合は増加の一途をたどっていましたが，この数年はほぼ横ばいで推移しています（図）[2]．2015年は透析導入患者の43.7％が，糖尿病性腎症を原疾患としていました．第2位の慢性糸球体腎炎は引き続き減少傾向にあり，2015年末では16.9％で，第3位は腎硬化症の14.2％です[2]．近年，腎硬化症は透析導入患者の高齢化を反映し増加しています．以下，これら透析導入患者の3大原疾患である，糖尿病性腎症，慢性糸球体腎炎，腎硬化症に関して説明します．

(1) 糖尿病性腎症

糖尿病性腎症は糖尿病に起因する細小血管障害の1つです．臨床的には微量アルブミン尿の出現により発症し，その後，持続性蛋白尿から次第に腎機能の低下をきたし，最終的に腎代替療法が必要な末期腎不全に至ります．現在，糖尿病性腎症はわが国における新規透析導入原疾患の第1位であり，43％を占めます．さらに，糖尿病性腎症では早期から心血管疾患を高率に合併し，透析導入後の生命予後も5年生存率が約50％と極めて不良であることから，腎症の発症・進展の阻止が重要な課題です[3]．

糖尿病性腎症の原因は慢性的な高血糖です．その結果，腎微小血行動態の変化（糸球体過剰濾過，糸球体高血圧），レニン-アンジオテンシン（RA）系亢進，糖化，酸化ストレス，細胞内代謝異常（ポリオール代謝経路亢進，プロテインキナーゼC活性化），サイトカイン産生亢進等が惹起され，これらの因子が相互に作用して腎症の発症・進展に関与していると考えられています[3]．

　初期には自覚症状は認めません．蛋白尿が増加しネフローゼ症候群を呈すると，低蛋白血症による浮腫や胸・腹水を生じます．さらに進行し腎不全が高度になると，全身倦怠感や悪心等の尿毒症症状が出現しますが，糖尿病性腎症による腎不全では早期から心不全や肺水腫等の溢水症状をきたしやすいのが特徴です．

　糖尿病性腎症は蛋白尿の程度と腎機能により，第1期〜第5期に病期が分類されています．早期腎症の診断には糖尿病性腎症早期診断基準を用い，随時尿の尿中アルブミン値が30〜299 mg/gCrであれば微量アルブミン尿と診断します．顕性腎症期では試験紙法で持続的に蛋白尿が陽性となり，蛋白尿1g/日以上あるいは糸球体濾過量（GFR）60 ml/分以下になると顕性腎症後期です．腎不全期になるとGFRは著明に低下し，血清クレアチニン（Cr）の上昇を認めます．また，この時期には貧血や高カリウム血症などの電解質異常も出現します．

　糖尿病性腎症の治療の基本は，血糖管理，血圧管理，食事療法と生活習慣の改善です．

　高血糖は糖尿病性腎症の主要な原因であり，厳格な血糖管理が1型，2型糖尿病患者における腎症の発症・進展抑制に重要であることが大規模臨床試験で証明されています．日本の2型糖尿病患者を対象とした熊本スタディでは，強化インスリン療法を行うことにより腎症の発症・進展が有意に抑制され，この結果から，わが国における血糖管理の目標値はHbA1c 6.5％未満と設定されています．顕性腎症期以降では経口糖尿病薬・インスリン治療の際に低血糖に対する注意が必要となり，腎不全期ではインスリン治療が原則となります[3]．

　血圧管理は，腎症の治療において最も重要な位置を占めます．糖尿病患者の降圧目標値は130/80 mmHg未満で，尿蛋白が1g/日以上の場合には125/75 mmHg未満と，さらに厳格な管理を目指します．アンジオテンシン変換酵素（ACE）阻害薬やアンジオテンシンⅡ受容体拮抗薬（ARB）などのRA系阻害薬は，糸球体高血圧，糸球体過剰濾過を改善し，降圧作用とは独立した抗蛋白尿効果，腎機能低下の進展抑制効果があるため，糖尿病性腎症のいずれの病期においても第1選択薬として使用することが推奨されています．RA系阻害薬のみで血圧管理が不十分な場合には，

長時間作用型Ca拮抗薬や利尿薬を併用し降圧目標を達成する必要があります．

蛋白負荷は糸球体過剰濾過を助長させることが知られており，低蛋白食による末期腎不全や死亡のリスク軽減効果も報告され，蛋白尿減少，腎障害進展抑制効果を期待して蛋白質制限が推奨されています．顕性腎症期の場合，あるいは尿蛋白量を減少させることが望ましい場合に，エネルギー摂取量に注意しながら0.6〜0.8g/kg標準体重/日の蛋白質制限を行います[3]．減塩指導に関しては，高血圧を合併した糖尿病患者では，腎症の病期にかかわらず食塩摂取量6g/日未満の塩分制限が推奨されます．

運動療法は，血糖管理のみならず2型糖尿病患者に伴う肥満，高血圧症，インスリン抵抗性，脂質異常症などの改善効果も得られるため，糖尿病合併症の予防にもつながります[3]．

(2) 慢性糸球体腎炎

急性糸球体腎炎と慢性糸球体腎炎では，その原因が大きく異なります．急性糸球体腎炎は主に感染症に引き続いて起こる血尿，浮腫，高血圧を主要症状とする疾患で，主にA群溶血性連鎖球菌の感染後に発症します．急性糸球体腎炎では，たとえ溶連菌感染が関与していても，感染自体が病態を起こしているわけではないため，抗菌薬による溶連菌の駆除のみでは腎炎の改善は期待できません．安静や塩分・水分制限等の対症療法が重要です[4]．

慢性糸球体腎炎では，その原因が不明な場合も多くみられます．一般には血尿が主体のIgA腎症，蛋白尿が問題となりやすい膜性腎症をはじめ，膜性増殖性腎炎，メサンギウム増殖性腎炎などがみられます．巣状糸球体硬化症は遺伝性の場合も少なくないと考えられますが，その予後はいまだ良好ではなく，十分な観察と治療が必要となります．

このほか，糸球体腎炎に全身性疾患が関与することも少なくありません．全身性疾患に合併する糸球体腎炎として頻度が高く重要なのは，IgA血管炎（ヘノッホ・シェーンライン紫斑病，アレルギー性紫斑病，血管性紫斑病ともいいます）に伴う糸球体腎炎で，紫斑出現後に主に血尿で発症します．紫斑病の改善後に自然寛解することが多いですが，再発やネフローゼ症候群を合併することも少なくありません．全身性エリテマトーデスに合併するループス腎炎では，腎の合併症はその予後を決定するものの1つとして大変重要です[4]．

(3) 腎硬化症

腎硬化症は，良性腎硬化症と悪性腎硬化症に分類されます．良性腎硬化症は，長

期間持続する非悪性の本態性高血圧症に伴う腎病変に対する呼称であり，特徴的な組織的所見が腎血管の細動脈を中心にみられることから，細動脈性腎硬化症ともよばれます[5]．

　高血圧性腎障害の本態は虚血性変化であり，血行障害による糸球体の荒廃，尿細管の萎縮，間質の線維化を指します．高血圧が持続することにより輸入細動脈の攣縮や内皮細胞が傷つき，内皮下に硝子様物質が沈着し，やがて内膜の肥厚，内腔の狭小化が起こります．輸入細動脈の変化がさらに進行すると，小葉間動脈の内膜および中膜が肥厚し，その結果，腎血流量が減少し糸球体の虚血性変化がみられ，ネフロン単位での間質の線維化と細胞浸潤，尿細管の萎縮が認められます[5]．

　早期には輸入細動脈の収縮によって全身血圧から保護されているので，糸球体は比較的変化に乏しく腎機能障害の進展は遅くなります．全身血圧をコントロールすれば，いったん腎機能障害が起こってもその進展を防ぐことができます．しかし，荒廃した糸球体の数が増加すると，残存ネフロンにおいて糸球体は肥大し，糸球体高血圧を呈するようになります．糸球体高血圧は血管内皮細胞を傷害し血栓形成を生じ，血管の閉塞，さらに活性化された血小板より血小板由来増殖因子が放出され，同時にメサンギウム細胞のTGF-β産生を促進し，メサンギウム基質を増加させます．腎硬化症においても最終段階では，他の腎疾患と同様，糸球体高血圧が共通したメカニズムとして腎不全への進展に関与していると考えられます．これらの腎病変は，一般に高血圧症が5年以上持続すると出現し，全身の他の血管に比べ腎の変化が最も強くなります．同様の腎病変は，加齢，糖尿病，長期的な血流不全でも出現します．

　早期には，腎機能は正常で蛋白尿を認めませんが，長期間の高血圧持続後に蛋白尿が出現し，緩徐な腎機能低下と軽度な両側腎萎縮が認められるという典型的な病歴が存在し，他の腎疾患を除外すれば診断は容易です．左室肥大，脳症，網膜症など高血圧症による臓器障害を有することも多々あります．尿沈渣所見が重要で，赤血球がほとんどなく円柱なども軽微な例が多くみられます．蛋白尿は0.5〜1.0g/日の範囲にとどまることが多く，ネフローゼ症候群を呈することは稀です．血圧コントロールによって尿蛋白が減少ないし消失することも少なくありません．

　治療の基本方針は，食事療法と降圧薬による血圧の良好な管理です．食事療法として行うべき基本は，食塩摂取量6g/日未満への制限です．高血圧性腎硬化症の主病変は細小動脈の内膜の変性と内膜の狭小化であり，これらは一般的には不可逆的と考えられています．降圧薬治療の主目的は，腎障害のさらなる進展を防止し，残

存腎機能を保持し，また，他の臓器に対する高血圧性障害を防止することにあります．降圧薬が治療の主体となりますが，どの種類の降圧薬が特異的に効果を発揮するのか，至適血圧レベルがどの値なのかは不明です．腎機能障害が発現し，糸球体高血圧が腎不全への進行に寄与していると考えられる晩期には，ACE 阻害薬や ARB 等の RA 系阻害薬が有用と考えられます．

検査

(1) 尿検査

検尿異常は腎糸球体あるいは尿細管の異常を示唆する重要な所見であり，腎障害の一般的かつ客観的指標と考えられています．特に臨床症状の乏しい早期の慢性糸球体腎炎等では，検尿だけが発見の手段となります．中でも蛋白尿の存在が最も重要です．

①蛋白尿

蛋白尿は生理的蛋白尿と病的蛋白尿とに分類されます．健常者でも 10〜30 mg/日程度のアルブミン，50〜100 mg/日程度の蛋白が排泄されていますが，この程度だと試験紙法では検出されません．発熱，過激な運動等で一過性に蛋白尿（機能性蛋白尿）を認めますが，1 g/日以上とはなりません．これに対し，持続して 150 mg/日以上の尿蛋白排泄量がある場合を病的蛋白尿としています[6]．

②アルブミン尿

試験紙法で蛋白陽性となる顕性蛋白尿が出現する以前に，糖尿病や高血圧等で尿中アルブミン排泄量が増加していることが明らかにされています．この場合には，随時尿や時間尿のアルブミンの定量，あるいは随時尿を用いた尿中アルブミンと Cr の比を評価します．後者では 30 mg/gCr 未満が基準値となります．尿中アルブミン排泄量の増加は，早期の腎障害の指標になるとともに，心血管系イベント発症の独立した危険因子でもあります．

③血尿

血尿は，尿中に赤血球が混入した状態です．尿中に 0.1％程度の血液が混入した場合は，色調により判断できます（肉眼的血尿）．一方，少量の赤血球混入尿では遠心沈殿によって集めた沈渣中に赤血球を認めた場合を顕微鏡的血尿としています．試験紙法による潜血反応でスクリーニングされます．試験紙の検出感度は標準化されていて，（1+）はヘモグロビン濃度として 0.06 mg/dl，赤血球換算として 20 個/μl です[7]．確定診断は尿沈渣顕微鏡所見でなされ，400 倍で毎視野に 5〜6 個以上

の赤血球を認める場合，病的と判断されます．ヘモグロビン尿やミオグロビン尿で試験紙法は陽性となりますが，顕微鏡的検査では赤血球を認めません．

(2) 血液検査

①血清クレアチニン（SCr，血清 Cr）

Cr は筋肉で産生される小分子で，糸球体から濾過され，尿細管での再吸収はなく近位尿細管より少量が分泌されます．腎機能を反映する指標として最もよく臨床で使用されています．血清クレアチニン（serum creatinine；SCr，血清 Cr）は筋肉量に依存し，男性，若年者で高い傾向にあります[8]．

基準値は男性 0.61〜1.04 mg/dl，女性 0.47〜0.79 mg/dl です．

血清 Cr が高値を示す疾患は腎機能が低下した状態が最も多いですが，脱水でも血液が濃縮されて上昇します．筋肉量が増加すると血清 Cr は上昇します．妊娠では糸球体濾過量（GFR）が上昇するため，血清 Cr は低下します．また，蛋白制限食でも低下します．るいそうなど筋肉量が減少すると血清 Cr は低値をとります．

②血液尿素窒素（BUN）

血液尿素窒素（blood urea nitrogen；BUN）は本来全血で測定し，血液中に含まれる尿素量を尿素分子の窒素量として表現した場合の値を示しています．基準値は 8〜20 mg/dl です．8 mg/dl 以下，高窒素血症は 20 mg/dl 以上の場合，低窒素血症といいます．男性の割合は女性より 10〜20％高く，40 歳以上では加齢とともに腎機能が低下するため BUN は上昇します．

BUN の低下の多くは，摂取蛋白量が少ないことによる尿素の産生減少か，肝臓での尿素の産生が低下している場合にみられます．

BUN の産生過剰は外因性の負荷と組織崩壊など，内因性の負荷が原因の場合があります．外因性の負荷としては蛋白摂取の過剰，アミノ酸輸液，アルブミン輸液などです．内因性の負荷は筋肉の挫滅，火傷，がんなどの体組織の崩壊と異化の亢進でみられます．消化管出血では，消化管で血液から放出されるアミノ酸の再吸収過剰のために高尿素窒素血症が起こります．また，ステロイドの服用で BUN は上昇します．

③尿酸（UA）

尿酸（uremic acid；UA）は，ヒトにおいてはプリン塩基の最終代謝産物です．健常者では 1 日約 500 mg の尿酸が産生され，さらに食品中のプリン塩基が約 100 mg 追加されます．UA は，糸球体で濾過された後，近位尿細管で再吸収と排泄を繰り返し受けるため，糸球体濾過量（GFR）を必ずしも反映しません．UA は腎機能低

下により上昇します．また，再吸収や分泌に関連する薬剤，アルコール，脱水の影響を受けます．

　高尿酸血症は7mg/dl以上と定義されています．痛風発作があれば，すぐに治療の対象となります．腎機能低下，高血圧，脂質異常症，虚血性心疾患などの合併症があれば，8mg/dl以上で薬物治療の対象となります．合併症がなければ，9mg/dl以上が薬物療法の対象です．

④糸球体濾過量（GFR）

（ⅰ）クレアチニンクリアランス（Ccr）・イヌリンクリアランス（Cin）

　クレアチニンクリアランス（creatinine clearance；Ccr）は手技的に簡便であるため，最もよく使用されている糸球体濾過量（GFR）検査法です．24時間内因性Ccrから腎機能を測定できます．検査前日の一定時刻に完全排尿してから捨て，それ以降，前日と同じ時刻までの尿をすべて蓄尿します．検査当日採血し，血清Cr濃度を測定します．蓄尿が完全に行われたかどうかは1日のCrの尿排泄量で評価されます[8]．

　Crは糸球体濾過量を求めるのに完全な物質ではありません．Crの尿中排泄量は糸球体濾過以外に尿細管分泌が含まれるためです．一方，イヌリン（inulin）は血漿蛋白と結合せず，体内で代謝されず，糸球体で自由に濾過され，尿細管で分泌・再吸収がない物質としてGFRを測定するために必要な条件をすべて揃えています．イヌリンクリアランス（inulin clearance；Cin）と同時測定のCcrはCinより30%程度高値となります[8]．

（ⅱ）推定GFR（eGFR）

　CinやCcr測定が困難な場合には推定GFR（eGFR）が用いられます．18歳以上では，血清Cr値に基づくGFR推算式を用いてGFRを推定します．

・Cockcroft-Gaultの式

　Cockcroft-Gault（コッククロフト-ゴールト）の式は，白人男性249人の24時間Ccrのデータより作られたCcrの推定式です．

　推定Ccr（ml/分）＝（140－年齢）×体重/72×血清Cr）

　（女性の場合は0.85倍とします．）

　日本人の場合は，係数0.789を掛けるとGFRに近い結果が得られます．

　推定GFR（ml/分）＝（140－年齢）×体重/72×血清Cr）×0.789

　（女性の場合は0.85倍とします．）

・日本人の GFR 推算式

　日本腎臓学会では，763 人（413 例を式作成に使用）のデータを用いて，重回帰解析より日本人の GFR 推算式を求めました[9]．

　推定 GFR（eGFR：ml/分/1.73 m^2）＝ 194 × Cr$^{-1.094}$ × 年齢$^{-0.287}$

　（女性の場合は 0.739 倍します．）

　この推算式は体表面積で 1.73 m^2 に補正した GFR 値を従属変数としています．そのため，この式で計算した場合には，標準化された体表面積に対する GFR が計算されます．CKD の診断は，標準サイズの人の腎機能（ml/分/1.73 m^2）に変換したときの eGFR が 60 ml/分/1.73 m^2 未満であることが診断基準になっており，eGFR は基準域との比較が容易です．Cin，Ccr の実測では体表面積非補正の値（ml/分）が得られ，基準域との比較には体表面積補正（ml/分/1.73 m^2）が必要です．理論的には体表面積が 1.73 m^2 より大きな人では eGFR は実測 GFR より小さく，1.73 m^2 より小さな人では大きく計算されることになります．実際の投薬の場合には，この点を考慮して，必要に応じて以下の式で体表面積非補正 eGFR を求めます[9]．

　体表面積非補正 eGFR ＝ eGFR ×（A/1.73）

　〔A ＝ 体表面積（m^2）＝ 体重（kg）$^{0.425}$ × 身長（cm）$^{0.725}$ × 0.007184〕

　四肢欠損，筋肉疾患，長期臥床など筋肉量の減少している症例では高く推算されるので，その場合はシスタチン C も同時に測定することが望ましいです．より正確な腎機能評価を要する場合には，Cin や Ccr 測定を行うことが望ましいでしょう．

・シスタチン C

　シスタチン C は新たな GFR マーカーとして保険適用となっており，3 カ月に 1 回の測定が可能です．18 歳以上では血清シスタチン C に基づく GFR 推算式により GFR が推定できます．血清シスタチン C 値は筋肉量や食事，運動の影響を受けにくいため，血清 Cr 値による GFR 推算式での評価が困難な場合（四肢欠損，筋肉疾患，長期臥床など筋肉量の減少している症例）に有用です．

⑤血清 Cr 値の逆数プロット

　血清 Cr と GFR は双曲線の関係にあるといわれ，特に血清 Cr 2 mg/dl 以上では，1/血清 Cr は経過とともに直線的に減少することが一般的です．したがって，GFR を通常測定できない場合には 1/血清 Cr を経過月ごとにプロットして回帰直線を求め，その傾きから腎機能低下の進行速度を推定することができます[10]．また，血清 Cr 10 mg/dl を透析導入時期とすると，直線 y ＝ 0.1 とこの回帰直線の交点を求めることにより透析導入の時期を推定できます．

⑥ BUN/Cr 比

　BUN/Cr 比を計算することにより腎不全病態の摂取蛋白量，体蛋白の詳しい病態を把握することができます．慢性腎不全患者でBUN/Cr 比が 15 以上の高値を示す場合は蛋白摂取過剰であると考えられ，低蛋白食の指導を強化します．BUN/Cr＜10 であれば低蛋白食療法がうまく行われていると判断してよいでしょう[8]．

(3) 尿細管機能検査

　糸球体で濾過された原尿は近位尿細管，ヘンレループ，遠位尿細管，接合尿細管，集合管へと移動します．尿細管機能はセグメントごとにさまざまです．近位尿細管ではリンと重炭酸（炭酸ナトリウム）の大部分を再吸収し，ブドウ糖，アミノ酸，低分子蛋白の再吸収も行われ，正常では尿中にブドウ糖，アミノ酸は検出されません．遠位尿細管から集合管では，尿中に排泄する酸やカリウムの調節が行われます．また抗利尿ホルモン（antidiuretic hormone；ADH）により水の再吸収が行われます．

　尿細管機能はセグメントごとに多様で複雑であるため，そのままでは多くの場合，評価が困難です．したがって負荷試験を行いますが，検査を行うに当たってはリスクを伴うことがあり，検査の適応については慎重に検討すべきです．

① 近位尿細管機能検査

（ⅰ）尿中 N-アセチル-β-D-グルコサミニダーゼ（NAG）

　尿中 N-アセチル-β-D-グルコサミニダーゼ（N-acetyl-β-D-glucosaminidase；NAG）は細胞内のリソソームに局在する酵素で，近位尿細管細胞に特に多く含まれます．尿中 NAG の上昇は主に近位尿細管の障害の可能性を示します．糸球体疾患でも近位尿細管が二次的に障害されるため尿中 NAG は上昇しますが，高度腎障害では近位尿細管細胞が減少し，尿中 NAG は減少します[11]．

（ⅱ）尿中 β_2 ミクログロブリン（β_2-m）

　β_2-m は HLA クラス I 抗原 L 鎖として全身の細胞膜上に広く分布します．β_2-m は糸球体で濾過され，近位尿細管で再吸収されます．近位尿細管障害では β_2-m の再吸収能が低下し，尿中排泄が増加します．ただし，悪性腫瘍（特に造血器腫瘍），自己免疫疾患，炎症などでは β_2-m の産生が増加し，近位尿細管の再吸収量を超えた β_2-m が尿中に排泄されることがあります．尿中 β_2-m 濃度は $250\,\mu g/l$ 以下が正常値です．β_2-m は酸性で不安定であり，尿 pH が 5.5 以下ではプロテアーゼにより分解され，測定値は低値となります．

（ⅲ）L-FABP（liver type-fatty acid binding protein）

　L-FABP は近位尿細管細胞障害を伴う腎疾患の診断の補助を目的とした近年承

認された尿バイオマーカーです．尿中 L-FABP を測定することにより，腎障害が新たに発症する危険性や既存の腎疾患の悪化をモニターできます．

②遠位尿細管・集合管検査

（ⅰ）塩化アンモニウム負荷試験

　酸として塩化アンモニウムを経口投与することにより，遠位尿細管の尿酸性化障害の有無を調べるための検査です．遠位尿細管性アシドーシスでは尿が酸性化されず，尿 pH が低下しません．

　酸負荷後2時間で尿の酸排泄は最大，pH は最小に達します．2時間以降の平均は，pH 4.6～5.3，滴定酸 24～51 μEq/分，NH_4^+ 33～75 μEq/分です．遠位尿細管性アシドーシスでは，尿 pH は 5.7 以上にとどまり，滴定酸，NH_4^+ も低値のままとなります．酸負荷により血清カリウムが上昇する可能性があるので，高カリウム血症がある場合は行いません．肝障害が高度の症例において本試験は禁忌です[11]．

（ⅱ）酢酸デスモプレシン（DDAVP）負荷試験

　酢酸デスモプレシン（1-desamino-8-D-arginine vasopressin；DDAVP）は特異的 V_2 アナログです．尿濃縮力障害があり，中枢性尿崩症と腎性尿崩症の鑑別をしたい場合，あるいは，尿濃縮試験を施行したいけれどもフィッシュバーグ濃縮試験の施行が困難な場合に行います．

（4）CKD，DKD の重症度分類

　生活習慣病による CKD は増加の一途をたどり，日本の CKD 患者数は推計 1,330 万人に昇ります[1]．

　現在のところ，日本では CKD の重症度は原因（cause；C），腎機能（GFR；G），蛋白尿（アルブミン尿；A）による CGA 分類で評価しています（表1）[1]．つまり，CKD の重要度における腎機能区分は GFR によって定められます．またステージ G3 は GFR 45～59 ml/分/1.73 m² の G3a と，30～44 ml/分/1.73 m² の G3b に区分されます．さらに慢性透析を受けている場合には D（dialysis；D）をつけます．尿アルブミン区分は正常アルブミン尿 30 mg/gCr 未満），微量アルブミン尿（30～299 mg/gCr），顕性アルブミン尿（300 mg/gCr 以上）に分けられています．尿蛋白は正常（0.15 g/gCr 未満），軽度蛋白尿（0.15～0.49 g/gCr），高度蛋白尿（0.50 g/gCr 以上）に区分されます．

　日本の身体障害者福祉法では，腎臓機能障害者は1級，3級，4級に認定されます．腎臓機能障害の等級の目安は，血清 Cr 濃度が，4級で 3.0～5.0 mg/dl 未満，3級は 5.0～8.0 mg/dl 未満，1級は 8.0 mg/dl 以上となっています．4級と3級は表2

表1 CKDの重症度分類

原疾患	蛋白尿区分		A1	A2	A3
糖尿病	尿アルブミン定量（mg/日）		正常	微量アルブミン尿	顕性アルブミン尿
	尿アルブミン/Cr比（mg/gCr）		30未満	30〜299	300以上
高血圧 腎炎 多発性嚢胞腎 腎移植 不明 その他	尿蛋白定量（g/日） 尿蛋白/Cr比（g/gCr）		正常	軽度蛋白尿	高度蛋白尿
			0.15未満	0.15〜0.49	0.50以上
GFR区分 （mL/分/ 1.73 m²）	G1	正常または高値	≧90		
	G2	正常または軽度低下	60〜89		
	G3a	軽度〜中等度低下	45〜59		
	G3b	中等度〜高度低下	30〜44		
	G4	高度低下	15〜29		
	G5	末期腎不全（ESKD）	<15		

重症度は原疾患・GFR区分・蛋白尿区分を合わせたステージにより評価する．CKDの重症度は死亡，末期腎不全，心血管死亡発症のリスクを■のステージを基準に■，■，■の順にステージが上昇するほどリスクは上昇する．

（日本腎臓病学会，2012）[1]

表2 腎臓機能障害程度等級表

級別	腎臓機能障害
1級	腎臓の機能の障害により自己の身辺の日常生活活動が極度に制限されるもの
2級	
3級	腎臓の機能の障害により家庭内での日常生活活動が著しく制限されるもの
4級	腎臓の機能の障害により社会での日常生活活動が著しく制限されるもの

表3 腎臓機能障害に伴う臨床症状

1. 腎不全に基づく末梢神経症
2. 腎不全に基づく消化器症状
3. 水分電解質異常
4. 腎不全に基づく精神異常
6. 腎性貧血
7. 代謝性アシドーシス
8. 重篤な高血圧症
9. 腎疾患に直接関連するその他の症状

の基準または，表3に示した臨床症状の2つ以上があるものをいいます．

最近では糖尿病の治療の向上と，腎機能保持の改善に伴う患者の高齢化によって，以前のように初期の糸球体過剰濾過から，微量アルブミン尿，顕性蛋白尿を経てネフローゼとなり，腎機能が低下して末期腎不全に至るという，典型的な糖尿病性腎症の患者が少なくなってきました．

一方，糖尿病でありながら蛋白尿の顕著な増加を伴わずに腎機能が低下していく症例は増加しており，腎硬化症との区別はあいまいになってきています．アメリカのK/DOQIは，「病理診断が確定している場合は糖尿病性糸球体症（diabetic glomerulopathy）とし，そうでない場合は**糖尿病性腎臓病**（diabetic kidney disease；DKD）とよぶ」ことを提唱していますが，いまだあまり一般化しておらずさまざま

表4 糖尿病性腎症病期分類

病期	尿アルブミン値（mg/gCr）あるいは尿蛋白値（g/gCr）	GFR（eGFR）（ml/分/1.73 m²）
第1期（腎症前期）	正常アルブミン尿（30未満）	30以上[注2]
第2期（早期腎症期）	微量アルブミン尿（30〜299）[注3]	30以上
第3期（顕性腎症期）	顕性アルブミン尿（300以上）あるいは持続性蛋白尿（0.5以上）	30以上[注4]
第4期（腎不全期）	問わない[注5]	30未満
第5期（透析療法期）	透析療法中	

注1：糖尿病性腎症は必ずしも第1期から順次第5期まで進行するものではない．本分類は，厚労省研究班の成績に基づき予後（腎，心血管，総死亡）を勘案した分類である（URL：http://mhlw-grants.niph.go.jp/，Wada T, Haneda M, Furuichi K, Babazono T, Yokoyama H, Iseki K, Araki SI, Ninomiya T, Hara S, Suzuki Y, Iwano M, Kusano E, Moriya T, Satoh H, Nakamura H, Shimizu M, Toyama T, Hara A, Makino H；The ResearchGroup of Diabetic Nephropathy, Ministry of Health, Labour, and Welfare of Japan. Clinical impact of albuminuria and glomerular filtration rateon renal and cardiovascular events, and all-cause mortality in Japanese patients with type 2 diabetes. Clin Exp Nephrol. 2013 Oct 17.［Epub ahead of print］）

注2：GFR 60 ml/分/1.73 m² 未満の症例はCKDに該当し，糖尿病性腎症以外の原因が存在し得るため，他の腎臓病との鑑別診断が必要である．

注3：微量アルブミン尿を認めた症例では，糖尿病性腎症早期診断基準に従って鑑別診断を行った上で，早期腎症と診断する．

注4：顕性アルブミン尿の症例では，GFR 60 ml/分/1.73 m² 未満からGFRの低下に伴い腎イベント（eGFRの半減，透析導入）が増加するため注意が必要である．

注5：GFR 30 ml/分/1.73 m² 未満の症例は，尿アルブミン値あるいは尿蛋白値に拘わらず，腎不全期に分類される．しかし，特に正常アルブミン尿・微量アルブミン尿の場合は，糖尿病性腎症以外の腎臓病との鑑別診断が必要である．

【重要な注意事項】本表は糖尿病性腎症の病期分類であり，薬剤使用の目安を示した表ではない．糖尿病治療薬を含む薬剤特に腎排泄性薬剤の使用に当たっては，GFR等を勘案し，各薬剤の添付文書に従った使用が必要である．

(2013年12月　糖尿病性腎症合同委員会)
(日本糖尿病学会)[12]

な用語が使用されているのが現状です．

　日本の糖尿病性腎症合同委員会では，CKDの概念，CKD重症度分類の普及などを受け，糖尿病性腎症病期分類の改訂を表4のように行いました[12]．すなわち，これまでの分類の3期AとB（顕性腎症前期・後期）の区分は用いず，3期にまとめました．そして尿アルブミン値の程度にかかわらず，GFR 30 ml/分/1.73 m² 未満をすべて腎不全としました．

おわりに

　本項ではCKDの評価に関し，主に尿・血液検査を中心に述べました．今後ますます増加するCKD患者と腎臓リハのニーズに適切に対応するために，ぜひ読者の

皆さんは本項で述べた検査データの意味を十分理解して欲しいと思います．

（上月正博）

文献

1) 日本腎臓病学会編：CKD 診療ガイド 2012．東京医学社，2012，pp1-130．
2) 社団法人日本透析医学会：図説　わが国の慢性透析療法の現況：http://docs.jsdt.or.jp/overview/index.html（2017 年 11 月 4 日閲覧）
3) 齊藤大輔・他：糖尿病性腎症．腎臓リハビリテーション（上月正博編著），医歯薬出版，2012，pp130-138．
4) 根東義明：小児腎臓病．腎臓リハビリテーション（上月正博編著），医歯薬出版，2012，pp143-151．
5) 市川 匡，木村玄次郎：腎硬化症．腎臓リハビリテーション（上月正博編著），医歯薬出版，2012，pp139-142．
6) 保嶋 実：尿検査．腎臓リハビリテーション（上月正博編著），医歯薬出版，2012，pp72-75．
7) JCCLS 尿検査標準化委員会・尿試験紙検討委員会（作業部会）：「尿試験紙検査法」JCCLS 提案指針（追補版）尿蛋白，尿ブドウ糖，尿潜血試験部分表示の統一化．日本臨床検査標準化協議会誌 **19**：53-65，2004．
8) 今井圓裕：血液検査．腎臓リハビリテーション（上月正博編著），医歯薬出版，2012，pp76-80．
9) Matsuo S et al：Revised equations for estimating glomerular filtration rate (GFR) from serum creatinine in Japan. *Am J Kidney Dis* **53**：982-992, 2009.
10) Mitch WE et al：A simple method of estimating progression of chronic renal failure. *Lancet* **2**(7999)：1326-1328, 1976.
11) 熊谷天哲：尿細管機能検査．腎臓リハビリテーション（上月正博編著），医歯薬出版，2012，pp81-83．
12) 日本糖尿病学会：糖尿病性腎症合同委員会報告：http://www.jds.or.jp/modules/important/index.php?page=article&storyid=46

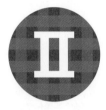

運動療法の実際

1 保存期CKD患者への運動療法

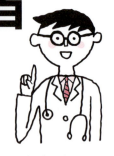

Point

- CKD患者においても，身体活動の低下は心血管疾患による死亡のリスクになる
- 運動が腎機能を改善する報告もある

事例紹介

症例 76歳，男性．

既往歴 脳梗塞（右不全片麻痺，杖歩行自立），2型糖尿病，高血圧症，脂質異常症．

現病歴 65歳時脳梗塞を発症後に，低活動と過食から体重・血糖コントロール不良となり，経口血糖降下薬による治療を開始された．その後，過食による体重・血糖コントロール不良に対して数回の教育入院歴あり．徐々に尿蛋白量が増加，腎機能悪化もあり，浮腫が出現してきたため，入院となった．

初診時評価

身体所見：身長163 cm，体重78.0 kg，BMI 29.4，脈拍84 bpm，血圧148/88 mmHg，肝脾触知せず，下腿浮腫を認める．

検査データ：尿蛋白（3＋），尿糖（＋），尿潜血（－），尿ケトン体（－），FBS 251 mg/dl，HbA1c 7.5％，BUN 27 mg/dl，Cr 1.5 mg/dl，UA 8.0 mg/dl，TP 6.2 g/dl，Alb 3.0 g/dl，TG 367 mg/dl，LDL-C

100 mg/dl, HDL-C 33 mg/dl, 24 時間 Ccr 42 ml/分, 尿蛋白 2.4 g/日.

経過 症候限界性に心肺運動負荷試験を施行し, 心電図上虚血性変化や不整脈がないことをチェックし, 最高酸素摂取量 (peak $\dot{V}O_2$) と嫌気性代謝閾値 (anaerobic threshold ; AT) を測定した. 心肺運動負荷試験の結果をもとに, ATレベルの心拍数で自転車エルゴメータ＋5,000歩/日の自主歩行＋下肢筋力増強訓練を実施した.

　運動療法とともに, 生活指導・食事指導も実施した. 食塩摂取量の基本は3 g/日以上, 6 g/日未満である. 基本的な摂取エネルギー量は25〜30 kcal/kg標準体重/日を指導する. 摂取たんぱく質量はステージにより異なり, ステージが上がるにつれて制限を厳しくするが, 摂取エネルギー不足にならないように注意する. 水分は自然の渇感に任せて摂取し, 過剰摂取や極端な制限は行うべきでない. 本症例では, 1,400 kcalおよび塩分6 g/日の食事療法に加えて実施した.

　60日間の入院で, 体重は74.0 kgまで低下, HbA1c 7.2%と血糖コントロールも改善した. 腎機能は, BUN 20 mg/dl, Cr 1.2 mg/dl, UA 7.1 mg/dl, TP 6.7 g/dl, Alb 3.4 g/dl, 24時間CCr 59 ml/分, 尿蛋白 2.0 g/日に改善した. 摂取エネルギー量, 塩分, カリウム制限の栄養指導後に, 自宅退院となった.

はじめに

　日本の慢性透析患者数は年々増加の一途をたどっています. この増加は, 人口の高齢化, 高血圧や糖尿病等腎不全に至る危険性のある疾患の罹患率の上昇, さらに, 透析療法の進歩や合併症対策の進歩による延命効果に起因すると考えられます. 慢性腎臓病 (CKD) の治療においては, その進行を防ぎ, 透析導入を遅らせる有効な対策を立てることが急務となっています. CKD患者では体液異常・貧血・血行動態異常などの合併によって心機能が低下し, 長期間の安静による廃用とあいまって運動耐容能の低下を招いています. いくつかのガイドラインでは, CKD患者への運動療法の重要性が述べられていますが, 理想的な運動療法のプロトコールは十分に確立されていないのが現状です[1]. 本項では, 保存期CKD患者への運動療法の

効果や内容について概説します．

保存期 CKD 患者の病態

CKD とは糸球体濾過量（GFR）で表される腎機能の低下，もしくは腎臓の障害を示唆する所見が慢性的（3 カ月以上）に持続するものすべてを含みます[2]．複雑多岐にわたるさまざまな腎疾患に慢性に経過する腎臓病という大きな概念の導入は，CKD にかかわるすべての関係者が情報を共有し，また，共通の治療目標へ向けた療養を可能にすることを目的としています．

初期の CKD の場合，多くは自覚症状や身体徴候に異常はみられませんが，高血圧症を合併することが多く，腎不全に進展するにつれ，浮腫，尿毒症，腎性貧血，二次性副甲状腺機能亢進症等に伴う多様な症状を示します．また，CKD は末期腎不全の予備軍であるだけでなく，心血管疾患（CVD）の危険因子でもあります．透析導入される患者数よりも CVD により死亡する患者のほうが多いこともわかっています[2]．

保存期 CKD 患者の ADL

施設非入居者を対象に仕事，歩行，認知の制限，その他の日常生活での困難感に関する身体障害を検討したアメリカの研究[3]では，制限や困難感を報告した割合は，65 歳未満・以上のどちらにおいても CKD 患者のほうが非 CKD 患者より高かったのですが，CKD ステージ 1，2 と 3，4 の間では差はありませんでした．保存期非透析 CKD 患者の身体機能は低下しており，歩行速度や 6 分間歩行距離は健常者の 7 割程度に低下，TUG（Timed Up and Go Test）時間は 4 割程度延長していました[4]．さらに，これらの身体機能低下は CKD 患者の生命予後に大きく影響しており，腎機能や血清バイオマーカーより，歩行速度や TUG 時間のほうが 3 年後の死亡リスクをより精確に予想できていました[4]．

ガイドラインにおける運動療法の考え方

腎血流量は腎機能の中で運動による影響を最も顕著に受けるものであり，運動強度や心拍数などと逆相関し，激しい運動時には 50〜75％ も低下することが知られています．短期的に運動を行うと尿蛋白排泄量が増加し，腎血流量や GFR が減少することから，高強度の運動を行うと腎機能障害や腎病変が増悪する危険性もあります．

日本腎臓学会による「腎疾患患者の生活指導・食事療法に関するガイドライン」[5]では，腎機能障害の程度はクレアチニンクリアランス（Ccr）を用いて分類され，身体活動度の目安はMETsで表されており，主要腎疾患別の病期ごとに推奨される運動制限が提示されています．

　日本腎臓学会による「エビデンスに基づくCKD診療ガイドライン2009」[6]では，尿蛋白や腎機能障害を悪化させるという懸念から推奨してきた，CKD患者における運動制限に臨床的な根拠はなく，CKD患者においても身体活動の低下は心血管疾患による死亡のリスクであり，運動療法が重要となり得ると述べられています．ただ，運動が問題ないとする報告の多くは，中等度の運動強度（5.0～6.0 METs程度）での検討です．これ以上の運動強度に関してはエビデンスがなく，それぞれの患者の医学的状況のみならず，社会的・精神活動的な必要性も考慮し，個々に検討する必要があります．また，急性に増悪しているCKDや，ネフローゼ症候群などの高度蛋白尿を合併するCKDでの運動の是非に関しても，エビデンスはありません．したがって，日本腎臓学会の「CKD診療ガイド2012」においても[2]，CKDの各ステージを通して，過労を避けた十分な睡眠や休養は重要であるが，安静を強いる必要はないとの記述にとどまっています．一方，CKDを提唱したKDIGO（Kidney Disease：Improving Global Outcomes）の「Clinical Practice Guideline」[7]では，心血管系の健康や運動耐容能の改善にも有効である運動を最低30分/回，週5回を目標として行うことを推奨しています．その理由として，運動が血圧と全般的な健康に与えるベネフィットはCKDと一般健常者で同様だと考えられ，異なる推奨をなす強い理論的根拠はないと述べています．

保存期非透析CKD患者への運動療法の内容

　アメリカスポーツ医学会から発表された「運動負荷試験と運動処方のガイドライン」[8]では，CKD患者の運動処方は，一般向けの勧告をもとに，初期の運動強度を軽度強度（酸素摂取予備能の40％未満）～中等度強度（酸素摂取予備能の40～60％）にし，患者の運動耐容能に基づいて時間をかけて徐々に進行させていくように修正すべきであると述べられています．レジスタンス運動は，安定したCKD患者の総体的な健康のために重要です．CKD患者への運動についてアメリカスポーツ医学会の推奨を表に示します．

表	CKD 患者に推奨される運動処方
頻度	有酸素運動：3〜5日/週 レジスタンス運動：2〜3日/週
強度	中等度強度の有酸素運動［すなわち酸素摂取予備能の40〜60％，ボルグ指数（RPE）6〜20点（15点法）の11〜13点］． レジスタンス運動は1-RMの70〜75％．
時間	有酸素運動：持続的な有酸素運動で20〜60分/日．しかしこの時間が耐えられないのであれば，3〜5分間の間欠的運動曝露で計20〜60分/日． レジスタンストレーニング：10〜15回反復で1セット．患者の耐容能と時間に応じて，何セット行ってもよい．大筋群を動かすための8〜10種類の異なる運動を選ぶ． 柔軟体操：健常成人と同様の内容が勧められる．
種類	ウォーキング，サイクリング，水泳のような有酸素運動． レジスタンス運動のためには，マシーンあるいはフリーウエイトを使用する．

RPE：rating of perceived exertion（自覚的運動強度）
1-RM：1 repetition maximum（最大1回反復重量）

（日本体力医学会体力科学編集委員会，2011）[8]

保存期CKD患者への運動療法の効果

　近年のメタ解析では，腎障害患者における適度な運動は腎機能には悪影響を及ぼさず，運動耐容能，筋力の向上および健康関連QOLの改善をもたらすという結果が示されており[9,10]，CKD患者の活動を過度に制限すべきではないことも示唆されています．

　運動の腎機能への効果としては，レジスタンス運動によりGFRの悪化はなく，非運動群に比べて有意に改善したとする報告[11]や，水中有酸素運動によりGFRや蛋白尿は改善し，10年間の死亡や腎代替療法移行リスクを減らすとする報告がみられます[12]．有酸素運動とレジスタンス運動を組み合わせた運動療法を週3回（監視下2回，自宅1回）/12ヵ月継続したところ，推定GFRは通常治療群の$-8.5\pm6.4\,\mathrm{m}l/分/1.73\,\mathrm{m}^2$に対して運動療法群では$-3.8\pm2.8\,\mathrm{m}l/分/1.73\,\mathrm{m}^2$と有意に低下しました（図1）[13]．また，特別な運動療法でなく身体活動を高める歩行のみであっても，CKD患者の10年間の全死亡リスクを33％，腎代替療法移行リスクを22％低下させ，週当たりの運動実施回数が高いほどそれらのリスクをより低下させることが報告されています（図2）[14]．

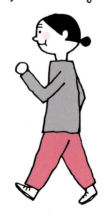

歩行だけでもgood!!

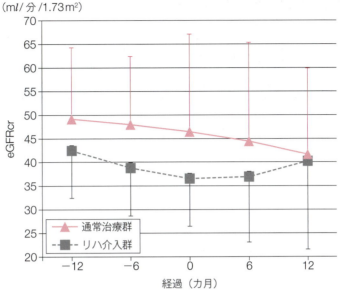

図1 CKD患者（stage 3, 4）の血清クレアチニン推定GFRへのリハの効果：通常治療群とリハ介入群の比較

(Greenwood et al, 2015)[13]

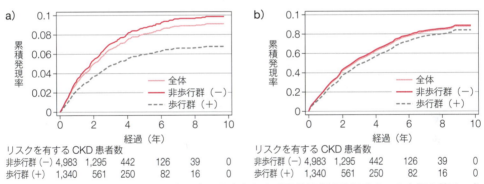

図2 CKD患者（stage 3～5）の全死亡（a）および腎代替療法移行（b）への歩行の効果：全体，歩行群，非歩行群の比較

(Chen et al, 2014)[14]

おわりに

　保存期CKD患者への運動療法の効果や内容について概説しました．今後，さまざまな腎疾患における長期的運動の有効性やその機序に関する検討，腎疾患の急性期，慢性期に分けた検討，さらに至適強度や期間に関する検討が進められ，早期に十分な科学的根拠に基づいた運動療法のプロトコールが作成されることが期待されます．

（伊藤　修）

文献

1) 伊藤 修：保存期CKDへの運動療法．腎臓リハビリテーション（上月正博編），第1版，医歯薬出版，2012，pp232-234．
2) 日本腎臓学会：CKD診療ガイド2012．日腎会誌 **54**：1096-1099, 2012．
3) Plantinga LC et al：Association of CKD with disability in the United States. *Am J Kidney Dis* **57**：212-227, 2011.
4) Roshanravan B et al：Association between physical performance and all-cause mortality in CKD. *J Am Soc Nephrol* **24**：822-830, 2013.
5) 腎疾患患者の生活指導に関する小委員会ならびに腎疾患患者の食事療法に関する小委員会合同委員会：腎疾患患者の生活指導・食事療法に関するガイドライン．日腎会誌 **39**：1-37, 1997．
6) 日本腎臓学会：エビデンスに基づくCKD診療ガイドライン2009．日腎会誌 **51**：934-939, 2009．
7) Kidney Disease Improving Global Outcomes (KDIGO)：Kidney Disease Improving Global Outcomes (KDIGO) clinical practice guideline for the management of blood pressure in chronic kidney disease. *Kidney Int* (suppl 2)：347-356, 2012.
8) 日本体力医学会体力科学編集委員会監訳：運動処方の指針─運動負荷試験と運動プログラム（原書第8版），南江堂，2011．
9) Johansen K, Painter P：Exercise in Individuals With CKD. *Am J Kidney Dis* **59**：126-134, 2012.
10) Heiwa S, Jacobson SH：Exercise training in adults with CKD：a systematic review and meta-analysis. *Am J Kidney Dis* **64**：383-393, 2014.
11) Castanede C et al：Resistance training to counteract the catabolism of a low-protein diet in patients with chronic renal insufficiency. A randomized, controlled trial. *Ann Intern Med* **135**：965-976, 2001.
12) Pechter U et al：Regular aquatic exercise for chronic kidney disease patients：a 10-year follow-up study. *Int J Rehabil Res* **37**：251-255, 2014.
13) Greenwood SA et al：Effect of exercise training on estimated GFR, vascular health, and cardiorespiratory fitness in patients with CKD：a pilot randomized controlled trial. *Am J Kidney Dis* **65**：425-434, 2015.
14) Chen IR et al：Association of Walking with Survival and RRT Among Patients with CKD Stages 3-5. *Clin J Am Soc Nephrol* **9**：1183-1189, 2014.
15) 日本腎臓リハビリテーション学会：https://jsrr.jimdo.com/

2 透析患者の運動療法

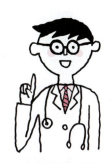

> **Point**
> - 透析患者はADLが自立していても困難感を有し，身体機能は同年代の健常者の6〜7割に低下している
> - 定期的なADLならびに身体機能の評価は透析患者の疾病管理に繋がる
> - 透析患者に対する運動療法はADLや身体機能に即した個別プログラムとし，週3回の透析日に少量頻回に実施することが効果的である

事例紹介

症例 70歳代，女性．身長152 cm，体重49 kg，BMI 21.2.

現病歴，合併症，既往歴 約30年前に血液透析治療導入（原疾患：糸球体腎炎）となる．合併症として，変形性膝関節症（保存治療），腰部脊柱管狭窄症（1年前，後方固定術施行），および手根管症候群〔10年前，左手（シャント側）手術施行〕を有する．その他，心血管イベントの既往はなし．

治療，疾病管理状況 血液透析治療は外来にて3回/週，1日の血液透析治療時間4〜5時間．管理状況は良好であり，最新の生化学検査所見は，Cr 9.1 mg/dl，BUN 53.4 mg/dl，Ht 35.7%，Hb 10.7 g/dl，Fe 54 μg/dl，総蛋白5.9 g/dl，Alb 3.8 g/dl，Na 142 mEq/l，K 4.9 mEq/l，補正Ca 9.3 mg/dl，P 4.5 mg/dl，補正Ca・P積

46 mg^2/dl^2，副甲状腺ホルモン 210 pg/dl，高比重リポ蛋白コレステロール 65 mg/dl，低比重リポ蛋白コレステロール 69 mg/dl，および中性脂肪 68 mg/dl であった．また，最新の安静時の収縮期および拡張期血圧は 132/88 mmHg，心胸郭比 47％，および左室駆出率は 62％であった．

身体機能，日常生活活動（ADL）：最新の身体機能検査所見は，握力 25.1 kg，下肢筋力（膝伸展筋力，体重比）37.2％，片脚立位時間 52.7 秒，ファンクショナルリーチ 35 cm，最大歩行速度 58.2 m/分（0.97 m/秒），および TUG テスト 10.7 秒であり，同年代の健常者の約 5〜7 割程度にまで低下していた（図 1，4）．また，非透析日の 1 日の身体活動量（歩数）は 1,490 歩であり，同年代の健常者の約 5 割程度にまで減少していた．下肢の ADL difficulty 得点は 35 点であり（表），透析患者の中でも難易度の高い「3 階まで昇る」と「歩行 1 km」は自立できているものの，困難な状態であった（図 5）．なお，身体機能ならびに ADL は 6 カ月ごとに定期的に評価し，管理指導下にあったが，合併症である腰部脊柱管狭窄症に対する術後（後方固定術後）に，身体機能はさらに低下していた（図 1）．

運動療法 本施設では，透析患者の疾病管理の一貫として，身体機能（活動量を含む）測定ならびに ADL 調査を定期的（6 カ月ごと）に実施しており，データに基づいた運動療法を展開している．特に，定期的な評価結果から，

	前々回	前回	今回
【筋力】			
握力（kg）	22.4		25.1
下肢筋力（kg）	17.9	15.1	18.4
	(33.2％)	(28.7％)	(37.2％)
		*（　）内は体重比（％）を示しています．	
【バランス】			
片足立ち時間（秒）	60.0	19.6	52.7
重心を移動できる距離（cm）	32.2		35.0
【歩行能力】			
10 m 歩行速度（秒）	9.0	16.2	10.3
複合的な移動能力（秒）（立つ・歩く・方向転換・座る）	11.7		10.7 杖使用（　　）

図 1 症例の身体機能評価結果

下肢筋力体重比が40％未満，最大歩行速度90ｍ/分未満，あるいはADLレベルが低下した症例に対しては原因（管理目標値から外れた理由）を探索するとともに，原因に応じた個別の運動療法を展開している（図8）．本症例は，透析歴も30年と長く，加齢に伴う経年的な身体機能の低下に加えて，合併症である腰部脊柱管狭窄症による下肢の筋力低下が大きく影響し，前述の管理目標値からも大きく低下していた．さらに，1年前の腰部脊柱管狭窄症に対する術後の影響でさらなる身体機能の低下が認められたため，個別の監視型運動療法（筋力増強，バランスならびに歩行トレーニング中心のプログラム）を半年実施した．また，本症例は定期的な身体機能評価結果（変化）について理解をしており，自宅での非監視型プログラム（筋力，バランストレーニング）にも積極的に応じたことで，身体機能の改善が認められた（図1）．

はじめに

　2018年に日本腎臓リハビリテーション学会から『腎臓リハビリテーションガイドライン』が発刊されました．このガイドラインには，慢性腎臓病（CKD）患者の運動療法が紹介されており，特に，生活指導の一環として行われる運動指導については，2005年に発行されたK/DOQI Clinical Practice Guidelines[1]がもととなっています．このK/DOQI（2005）には，透析患者を対象とした運動指導の指針が示されており，身体活動を推奨するものの，合併症の影響を考慮すること，身体機能評価を実施すること，さらには定期的な疾病管理に基づいて行うことが明記されています．特に，身体機能評価は6カ月ごとに実施すべきであり，この評価に当たっては単に身体機能レベルの把握ではなく，疾病管理の一環として実施すべきことが示されています．その後，2012年には「KDIGO Clinical Practice Guideline」が発行されましたが大きな進展はなく[2]，2016年に欧州腎臓学会および透析・腎移植学会（ERA-EDTA）によって発行されたガイドライン[3]では，KDIGO（2012）のガイドラインが補完され，対象をCKDステージ3bよりも重症度が高い患者さん，さらには65歳以上の高齢者に絞って検討がなされています．また，運動指導に関する内容をみてみると，身体機能の評価項目と運動療法の効果について多くのレビューが掲載されています．特に，日本の透析患者の平均年齢が65歳を超えている状況

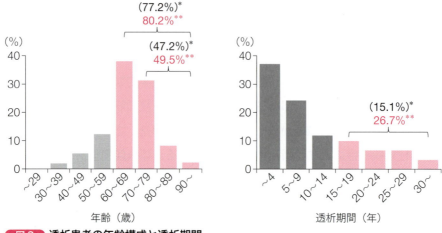

図2 透析患者の年齢構成と透析期間
＊：日本透析医学会：図説わが国の慢性透析療法の現況，2015における調査結果．
＊＊：神奈川県の透析クリニック252例（男149例，女103例），2016における調査結果．

を踏まえると（図2）[1]，日本の透析患者に対する運動療法を実施するうえで，参考にすべき点が多くあります．

身体機能とADLに関する評価項目

　ERA-EDTAによるガイドライン（2012）には，65歳以上の透析患者の身体機能を定期的に評価する有用な指標として，"field based"，すなわち特別な機器を用いることなく実際の現場で評価可能な項目が推奨されています．その多くは，6分間歩行テスト，シャトルウォーキングテスト，歩行速度テスト，およびTUGといったストップウォッチ等があれば測定可能なものです．さらには狭い室内でも実施可能な椅子立ち上がりテスト（repeated chair stands）等も列挙されています．また，歩行速度テスト，バランステスト，椅子立ち上がりテスト（筋力テスト）を統合して評価する簡易身体能力バッテリー（short physical performance battery；SPPB）が紹介されています．さらに特徴的なのは，この"field based"テストの中にmobility，すなわち移動能力の評価としてADL（Katz index）やInstrumental ADLが取り上げられている点です．ERA-EDTAによるガイドライン（2012）の作成に携わったPainterらは，前述した現場で簡単にできるテストを定期的に実施し，CKD患者の移動能力（ADL）を管理するフローを示しています（図3）[4]．

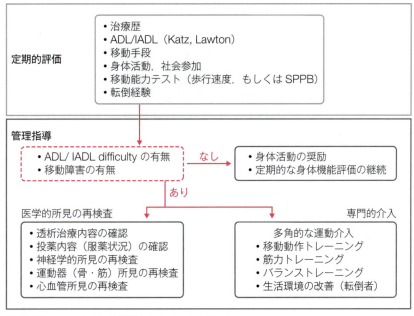

図3 CKD患者の移動能力（ADL）の管理フロー

(Painter et al, 2013, 文献4を改変)

日本の血液透析患者の身体機能とADLの実態

　2015年の日本透析医学会による調査報告（わが国の慢性透析療法の現況）[5]によると，日本の血液透析患者の平均年齢は67.9歳であり，60歳以上の患者が占める割合は全体の7割以上，70歳以上は約5割に達しています．このことから，ERA-EDTAのガイドライン（2012）が65歳以上を対象に検討している点はまさに現状に即しているといえるでしょう．図4は透析クリニックに外来通院している血液透析患者の下肢筋力（膝伸展筋力）や柔軟性（関節可動域）等の5項目を同年代の健常者の平均値を100としたときの相対値で示した筆者らの調査結果です[6]．この調査で対象とした血液透析患者（252例）の平均年齢は67.2歳，平均透析歴は9.7年であり，前述した2015年の日本透析医学会が示した調査結果とほぼ一致しています．このため，この結果は日本の透析患者の特性を示しているといえるでしょう．仮に同年代の健常者との差異を低下の程度としてとらえると，柔軟性（関節可動域），下肢筋力，および立位バランスともに健常者の約6～7割までに低下しており，身体活動量に至っては5割に満たない状況です．

　筆者らが開発した評価表（移動能力ADL評価）を表に示しました[7]．これはADL

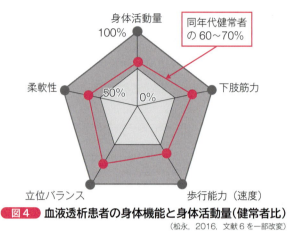

図4 血液透析患者の身体機能と身体活動量（健常者比）

(松永, 2016, 文献6を一部改変)

表 血液透析患者の移動能力評価表（ADL difficulty）

項目	回答				
基本動作					
1. 椅子から立ち上がる	□1 できない	□2 かなり困難	□3 やや困難	□4 やや楽	□5 かなり楽
2. 床から立ち上がる	□1 できない	□2 かなり困難	□3 やや困難	□4 やや楽	□5 かなり楽
3. 床へ座る	□1 できない	□2 かなり困難	□3 やや困難	□4 やや楽	□5 かなり楽
歩行動作					
1. 歩行 100 m	□1 できない	□2 かなり困難	□3 やや困難	□4 やや楽	□5 かなり楽
2. 歩行 300 m	□1 できない	□2 かなり困難	□3 やや困難	□4 やや楽	□5 かなり楽
3. 歩行 600 m	□1 できない	□2 かなり困難	□3 やや困難	□4 やや楽	□5 かなり楽
4. 歩行 1 km	□1 できない	□2 かなり困難	□3 やや困難	□4 やや楽	□5 かなり楽
5. 早歩き 20 m	□1 できない	□2 かなり困難	□3 やや困難	□4 やや楽	□5 かなり楽
階段動作					
1. 階段を昇る（2階まで）	□1 できない	□2 かなり困難	□3 やや困難	□4 やや楽	□5 かなり楽
2. 階段を昇る（3階まで）	□1 できない	□2 かなり困難	□3 やや困難	□4 やや楽	□5 かなり楽
3. 階段を降りる（2階から）	□1 できない	□2 かなり困難	□3 やや困難	□4 やや楽	□5 かなり楽
4. 階段を降りる（3階から）	□1 できない	□2 かなり困難	□3 やや困難	□4 やや楽	□5 かなり楽

(Katsuna et al, 2011, 文献8を一部改変)

difficulty，すなわち日常動作の自立度（自立か否かの2値）のみの判定ではなく，動作が可能であっても楽にできるか否かの難易度を考慮しています．前述のERA-EDTAのガイドライン（2012）における身体機能評価の1つとして，筆者らが血液透析患者を対象に開発したADL評価（ADL difficulty, 上肢動作用）が紹介されており[8]，図3のCKD患者の移動能力管理（ADL）フローにも判別の指標としてADL difficultyが採用されています．図5は図4と同じ対象者のADLのうち，

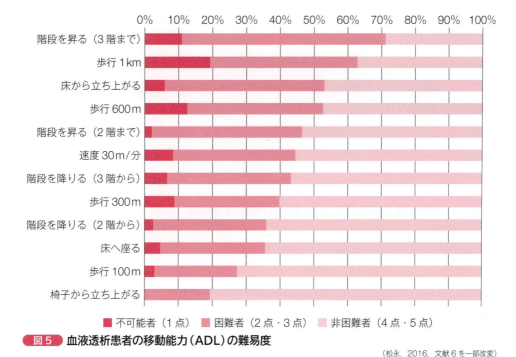

図5 血液透析患者の移動能力（ADL）の難易度

（松永，2016，文献6を一部改変）

移動動作に焦点を当てた調査結果を難易度別に示したものです．外来通院可能な患者さんに限定したため，不可能者の割合は少ないのですが，可能であっても困難であると答えた方をADL障害者ととらえると，600m歩行では5割にも達しています．つまり，移動動作が可能であっても（通院のための移動が確保されていても），困難と感じている患者さんは多いといえるでしょう．

ADLと身体機能の関連

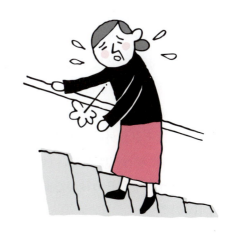

図5に示した血液透析患者のADLの中でも最も難易度の高い「階段を昇る（3階まで）」の動作において，困難感，すなわちADL difficultyの出現を規定する因子を多変量解析を用いて検討したところ，年齢，透析導入後の期間，合併症などで調整しても，下肢筋力と歩行速度は独立して関連しています．さらに，受信者操作特性（receiver operating characteristic；ROC）曲

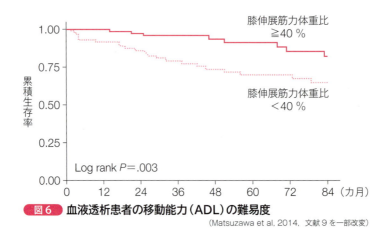

図6 血液透析患者の移動能力(ADL)の難易度
(Matsuzawa et al, 2014, 文献9を一部改変)

線から，ADL difficulty の出現の可否を診断するカットオフ値を求めたところ，下肢筋力（膝伸展筋力）体重比は48.5％，最大歩行速度では89.6 m/分となり，これら2値を使って ADL difficulty を識別できる割合（陽性的中率）は8割を超えていました．つまり，身体機能の目標値をこれらの数値以上に設定することは ADL difficulty を防ぐうえで有用といえます．なお，ADL と身体活動量は密接な関連は示されませんでした．つまり，「ADL レベルが低下すると日常の身体活動量も低下する」のは当然のことですが，「ADL レベルが高くなると身体活動量が高くなる」とは必ずしもいえないということです．このため，疾病管理の長期効果は後述しますが，図3にあるように ADL difficulty を管理目標値とする際には留意が必要です．

身体機能と生命予後

前述のように，血液透析患者の身体機能，身体活動量および ADL はともに低下しますが，最も注目すべきことは，これらはそれぞれが影響し合い，悪循環を形成している点です．さらに，身体機能の低下や身体活動量の低下は，その後の生命予後に大きく影響を及ぼすことになります．

図6と図7は図1とほぼ同じ背景および特性を有する血液透析患者を対象とした7年間の追跡調査です．下肢筋力（膝伸展筋力）体重比が低い（体重比40％未満）患者さんはそれ以外の患者さんと比べて累積生存率は有意に低くなっています（図6）[9]．さらに歩行速度が遅い（最大歩行速度90 m/分未満）患者さんはそれ以外の患者さんと比べて，その後の心血管イベント発生率が有意に高いことが示されています（図7）[10]．

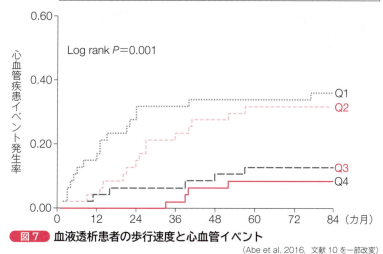

図7 血液透析患者の歩行速度と心血管イベント
(Abe et al, 2016, 文献10を一部改変)

疾病管理としての身体機能評価と運動療法

　身体機能とADL，さらにはその後の生命予後との関連から，透析患者の身体機能を高く保つことは目の前のADLレベルを高く保つ（短期効果）だけでなく，その後の生命予後を悪化させないこと（長期効果）につながります．それゆえ，冒頭で触れたK/DOQI（2005）のガイドラインにあるように，疾病管理としての身体機能評価を定期的（6カ月ごと）に実施すべきでしょう．

　筆者らが関係する施設では，図8に示す疾患管理フローにそって，個別の運動療法を展開しています．身体機能の評価項目は，図4に示した項目に加えて，移動能力（下肢機能）に限定したADL difficulty（表）の評価を取り入れており，管理目標値としては下肢筋力（膝伸展筋力）体重比では40％以上，最大歩行速度では90m/分（1.5m/秒）〔快適歩行速度では60m/分（1.0m/秒）〕以上としています（図8では身体活動量に関する記載は割愛しましたが，歩数では1日4,000歩以上を目標としています）．また，ADL difficultyについては低下しないことを管理目標にしています．これらの目標値を下回った場合は，原因を探索して，合併症等の病態（症候）の変化が疑われる場合は診断治療を優先し，それ以外の場合は過去の身体機能評価の推移や問診等から原因を探索しています．意外にこれといった確かな理由が

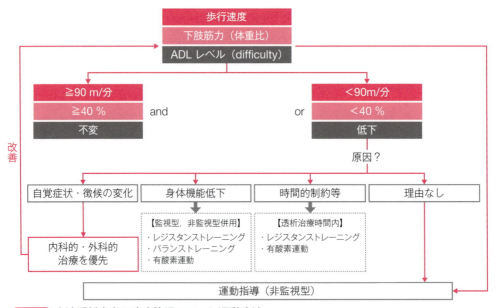

図8 血液透析患者の疾病管理フローと運動療法

（松永，2016，文献6を一部改変）

ないことが多く，シャントトラブルや感染による体調不良など短期入院（1週間以内）や，一時的な活動制限などをきっかけに徐々に低下していることも少なくありません．

　最も重要な点は，事例紹介で示したように，定期的な身体機能評価の結果を個別に提示して，患者さん自らが疾病管理を理解することです．この過程は運動療法に対するアドヒアランスの向上につながっていきます．また，週3回の血液透析治療に外来通院しているという特性を十分に活用し，非透析日による非監視型運動療法を個別に処方することも，外来で管理指導が展開できるだけに，患者さんの負担も少なく有益です．なお，筆者らの施設では，透析治療時間内に運動療法を実施する対象者は，臥位姿勢中心の運動様式では十分な運動効果が期待できないことから，運動中のバイタルサインを監視する必要がある場合や，立位・歩行動作が困難で通常の運動療法が展開できない場合に限定しています．

おわりに

　日本透析医学会の調査から，血液透析治療の導入が新たに開始される患者さんの年齢が年々高くなっていることが明らかになっています．本項で提示した内容（疾病管理）は，一口でいえばまさにフレイル（frailty）予防ですが，フレイルに陥る原

因には身体機能だけでなく，精神機能（認知機能）や心理社会的側面が大きくかかわっており，高齢化が進むとその割合は大きくなることが予想されます．つまり，透析患者こそ，トータルケアが求められているのです．

（松永篤彦）

文献

1) K/DOQI Workgroup：K/DOQI clinical practice guidelines for cardiovascular disease in dialysis patients. *Am J Kidney Dis* **45**(4 suppl 3)：S1-153, 2005.
2) KDIGO Workgroup：KDIGO clinical practice guideline for the evaluation and management of chronic kidney disease. *Kidney Int* **3**(1)：1-150, 2013.
3) Farrington K et al：Clinical Practice Guideline on management of older patients with chronic kidney disease stage 3b or higher (eGFR ＜45 mL/min/1.73 m2). *Nephrol Dial Transplant* **31** (suppl 2)：ii1-ii66, 2016.
4) Painter P, Marcus RL：Assessing physical function and physical activity in patients with CKD. *Clin J Am Soc Nephrol* **8**(5)：861-872, 2013.
5) 日本透析医学会編：図説　わが国の慢性透析療法の現況 2015年12月31日現在：http://docs.jsdt.or.jp/overview/index.html
6) 松永篤彦：透析医療における普及の課題．腎と透析 **80**(2)：267-271, 2016.
7) 小澤哲也・他：維持血液透析患者に対する自覚的困難さに注目した移動動作評価表の信頼性と妥当性の検討．理学療法学 **37**：9-16, 2010.
8) Kutsuna T et al：Development of a novel questionnaire evaluating disability in activities of daily living in the upper extremities of patients undergoing maintenance hemodialysis. *Ther Apher Diul* **15**：185-194, 2011.
9) Matsuzawa R et al：Relationship between lower extremity muscle strength and all-cause mortality in Japanese patients undergoing dialysis. *Phys Ther* **94**：947-956, 2014.
10) Abe Y et al：Evaluating the association between walking speed and reduced cardio-cerebrovascular events in hemodialysis patients：a 7-year cohort study. *Renal Replacement Therapy* **2**(54)：DOI：10.1186/s41100-016-0063-x, 2016.

3 腎移植患者の運動療法

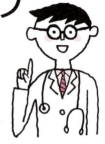

Point

- 移植前後の運動療法には大きな効果があるという報告が多数ある
- 移植後の運動療法は時期によって調節が必要
- 移植後は水分摂取，生活習慣病・感染症の予防が大切

事例紹介

症例 39歳，男性，競輪選手（競技歴19年）．

現病歴 体調不良により近医を受診，CKDステージ5と診断を受けたため，腎移植を希望してXX病院を受診した．透析導入をせずに，母親をドナーに生体腎移植を施行した．維持免疫抑制はプレドニゾロン，タクロリムス，ミゾリビンであり，ミゾリビン高用量（12 mg/kg）にて早期にプレドニゾロンとタクロリムスを減量した．

経過 競技復帰へのリハは，術後1週より段階的に開始した[1]．運動療法に際しては，漸進性を基本とし，血圧，脈拍数に上限を決め施行した．当初はセラバンドを用いた上半身中心のトレーニング，術後2週より体幹筋に対するトレーニングを追加．術後4週よりエアロバイク開始，術後8週より自転車での実走練習を開始した．食事療法としては，基礎代謝量に運動量を加えたカロリー（約2,500～3,000 kcal）とたんぱく質は80～100 gを摂取することとし，トレーニング中も飲水を促した．

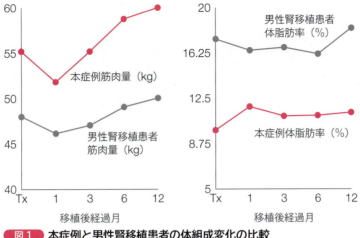

図1 本症例と男性腎移植患者の体組成変化の比較

(菊地・他, 2010)[1]

　これらにより筋肉量/体脂肪率/体重は，術前：55.1 kg/9.7％/64.5 kg，術後2週：51.7 kg/8.2％/59.6 kg と手術の影響もあり一時低下したものの，術後6週：51.3 kg/11.8％/61.5 kg，術後3カ月：55.2 kg/10.9％/65.4 kg，術後5カ月：57.5 kg/11.2％/68.4 kg と順調に早期に回復した（図1）[1]．そして術後6カ月にて競輪競技に復帰した．この間に腎機能の悪化は認められず，循環機能，脂質代謝も正常域であった．

　以上より，移植周術期の筋肉量低下は避けられないが，リハを早期から行うことにより筋力回復や代謝の改善が可能であり，QOLの改善につながる可能性が示唆された[1]．

はじめに

　腎臓の移植患者では，移植後は早くに腎機能が改善するものの，ADLやQOLの回復は，それまでの臓器障害，廃用症候群，移植後に起きやすい生活習慣病などのために遅れがちになります．そこで，腎移植患者がより早い段階でADLやQOLを高めるためにも，移植前後に適切な腎臓リハを行う必要があります．この項では運動療法を中心とした積極的な腎臓リハにより改善した腎移植患者の一例を紹介しながら，文献資料をもとに説明します．

透析患者への運動療法は効果抜群

　腎移植患者の多くは移植前に通常の透析療法を行っていますが，移植前の運動療法には透析中に行う場合と，非透析日に行う場合の2つの方法があります（Ⅱ章2参照）．透析患者への運動療法の効果としては，最高酸素摂取量の増加，心機能改善，骨格筋線維の増加，血圧低下，血清脂質改善，さらに精神心理状態改善やQOLの上昇などが報告されています[2]．また，低栄養・炎症複合症候群を改善し，透析効率も改善します[2]．

　最近のDOPPS（Dialysis Outcomes and Practice Patterns Study，血液透析の治療方法と患者の予後についての調査）研究では，定期的な運動習慣のある透析患者は，そうでない患者に比較して明らかに生命予後がよいこと，週当たりの運動回数が多いほど生命予後がよいことが明らかになっています[3]．さらに，定期的な運動習慣をもつ透析患者の割合が多い施設ほど，施設当たりの患者死亡率が低いことも報告されています[3]．

移植後の運動療法の効果には多くの報告がある

　一般的に腎移植後の運動耐容能の自然回復効果はあまり芳しくありません．Habedankらは，成人腎臓移植患者では腎臓移植によりクレアチニン・クリアランス（CCr）は8.0±3.1 ml/分から60.9±18.1 ml/分（移植後1カ月），51.6±16.3 ml/分（移植後3カ月）と明らかに改善したものの，最高酸素摂取量は23.2±6.0 ml/kg/分から17.6±5.1 ml/kg/分とむしろ低下し（p<0.001），術前のレベルに戻るのに1年かかったと報告しています（図2）[4]．

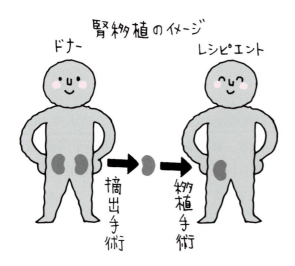

　腎移植患者では，年齢と関係なく，術後の身体活動はメタボリックシンドローム，心血管疾患の既往がある場合，また空腹時インスリン値，空腹時中性脂肪値が高いほど不良となります．一方で，腎機能，24時間尿中クレアチニン（Cr）排泄量（すなわち筋肉量を反映）が高ければ良好になります[5]．図3のよう

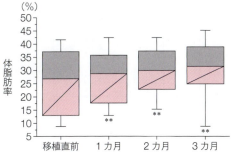
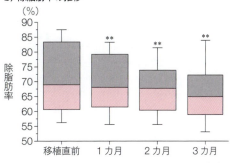
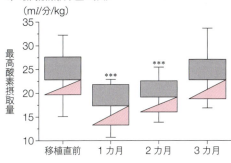

図2 腎移植前後の体脂肪率，除脂肪率，最高酸素摂取量の推移

(Habedank et al, 2009)[4]

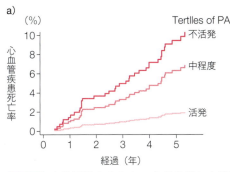
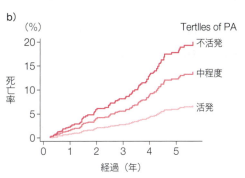

図3 身体活動の大きさで3分位値した際の心血管疾患死亡率および総死亡率

(Zelle et al, 2011)[5]

に，腎移植患者の移植後の身体活動と死亡に関する前向き研究を行った結果，術後の身体活動が多い移植患者ほど心血管疾患死亡率，全死亡率が低く，移植後の身体活動を活発にすることの重要性が明らかになりました[5]．

他にも，腎移植患者に対する運動療法の効果に関しては肯定的な報告がとても多

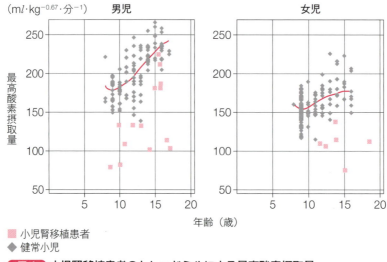

図4 小児腎移植患者のトレッドミルによる最高酸素摂取量

(Tangerras et al, 2010)[10]

いのです．Romano ら[6]は，腎移植患者に自転車エルゴメータ運動療法を1回40分間のセッションを週3回，計30回施行した結果，腎機能は変わらないものの，運動耐容能やQOLの向上，血中IL-6値の低下があったと報告しています．また，Greenwood らは，1回60分，週3回，12週間の有酸素運動やレジスタンス運動の前向きパイロットランダム化比較試験で，最高酸素摂取量や筋力が増加し，脈波伝播速度（pulse wave velocity；PWV）が有意に低下したと報告しました[7]．さらに，腎移植後は内因性NO合成酵素阻害作用を有するジメチルアルギニン（asymmetrical dimethylarginine；ADMA）が増加する一方，血管内皮前駆細胞（endothelial progenitor cell；EPC）が減少して血管内皮障害の原因になりますが，Teplan らは，6カ月間の有酸素運動でそれぞれが減少，増加することを報告しています[8]．一方，肥満患者では有酸素運動を行ってもADMAの改善は小さいことも明らかにされました[9]．このように，腎移植患者への運動療法は有効であり，積極的にかかわるべきだということがわかります．

　また，小児の腎臓移植患者でも同じことがいえます．Tangerras らは，小児の腎臓移植患者でも，心肺フィットネスやADLは健常者に比べて有意に低下していること（図4），メタボリックシンドロームのリスクファクターを重複してもつ患児も多いことを報告しています[10,11]．小児移植患者の最高酸素摂取量は，メンタルヘルスやQOLの低下とも関係しているので，小児の腎移植患者でも運動療法を積極的に行うべきでしょう．さらに腎臓病患者に使用される免疫抑制剤には交感神経系

賦括作用があるものもあり，高血圧を呈する患者さんも多いです．また透析歴の長い患児にとって体重増加は，股関節，骨障害の危険因子となりますから，食事療法と運動療法の継続が必要でしょう．小児の腎移植患者の場合，週3～5時間の運動をしてようやく週3時間未満しか運動しない健常な子と同じフィットネスになるという報告もあります[12]．

腎移植後のリハビリテーションのポイント

（1）時期別の注意点

①術直後

医学的に腎移植が成功した患者さんは，移植術施行後8日といった早い段階で運動トレーニングを開始してよいでしょう[13]．移植後患者には，まず標準的な方法の運動負荷試験により，運動耐容能と運動の安全性を確認します．そして，その結果に基づいて運動処方します．歩行運動，自転車エルゴメータが運動療法の中心となるでしょう．一方で，鉄棒，柔道，サッカー，格闘技などの腹部に圧迫を加えたり激しい振動を与えたりするものは，腹腔内に移植した腎臓への影響を考えると望ましくありません．

②移植後～3カ月

移植後3カ月くらいまでは免疫機能抑制剤の量も多く，腎不全に伴う免疫能の低

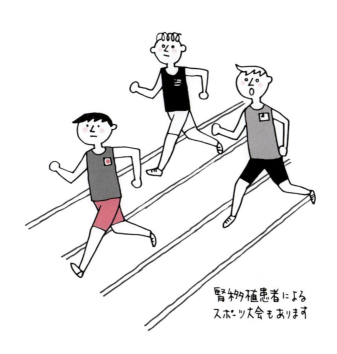

腎移植患者によるスポーツ大会もあります

下の影響もあり，感染症などに注意が必要です．同時に激しい運動も勧められません．腎移植手術から回復し，移植後の急性拒絶反応の起きやすい期間を超えて，ステロイドの内服量も減少すると，比較的激しい運動ができるようになります．拒絶反応の出ている間は，運動の強度と時間を減らす必要はありますが，運動自体は継続して実施してよいでしょう[14]．

③ 3カ月以降

腎移植後3カ月からは，以前よりも活動的に動けるようになりフルタイムの仕事もできるようになります．その後6カ月くらいまでの期間は軽度から中等度の有酸素運動を1日30分以上するよう心がけましょう．その後は通常の運動が可能です．しかし，移植後3年くらいまでは骨塩量が減少を続けるので，足に大きな負担のかかる運動は4年目以降が望ましいでしょう．臓器移植を受けた患者さんによる全国移植者スポーツ大会，世界移植者スポーツ大会も開催されています．

単腎の移植患者が運動を行っても，腎機能に悪影響を与えることはあまり心配しなくていいようです．Poortmansら[15]によれば，健常者では一定の運動負荷により糸球体濾過量（GFR）が17％低下したものの，むしろ腎移植患者ではGFRの有意な変動はなかったと報告しています．

(2) 水分摂取と生活習慣病の予防をしっかりと！

1日の尿量が1,500 m*l* 以上は確保できるように水分を十分摂るようにすることも重要です．移植患者は発熱などの脱水が促進される状況に追い込まれると，たちまち軽度の血清Cr値の上昇を示します．夏場の高温期には，暑さだけでも血清Cr値がやや高くなる症例もありますので，運動中も十分な水分補給をしながら行う必要があります．また，運動後には十分な安静をとることも説明する必要があります[16]．

さらに，移植後のリハで大切なことのひとつは，栄養状態の改善に伴う生活習慣病の予防です[17]．腎移植後は，尿毒症の改善やステロイドの副作用により食欲が増進し，体重が増加しやすくなります．その結果として，肥満やインスリン抵抗性により，高血圧症，糖尿病，脂質代謝異常を招き，動脈硬化症の進行により虚血性心疾患や脳血管障害のリスクも高くなります[18]．腎不全期に高脂肪・高炭水化物の食事だった場合も，移植後は低カロリー・高蛋白質の食事に変更し，カロリーの摂りすぎによる生活習慣病の発症・増悪を予防することが必要です．移植患者は，その前の透析期間が長いほど痩せている傾向にあります．重症の臓器不全であるほど食欲は低下しており，さらに腎不全では厳しい食事制限が課されていますが，それら

から開放され，腎移植手術から1〜2カ月を経過し，腎機能が安定すると体調は非常に良好になります．すると食事をおいしく感じるようになり，カロリーの摂りすぎで肥満になりやすいのです．さらに，免疫機能抑制剤としてのステロイドの副作用によっても肥満をきたしやすいので注意が必要です．

肥満は糖尿病，高血圧，脂質異常症などの生活習慣病による動脈硬化につながったり，腎機能に関しても糸球体過剰濾過を助長する側面もあり，腎機能保護の視点からも避ける必要があります．Jindalら[19]は，肥満を有する腎移植患者ではさまざまな合併症により死亡率が高まると報告しています．

(3) 感染症対策は万全に！

感染症の対策は特に重要です．適切な免疫抑制療法とともに，日常生活における厳重な衛生管理によって予防に努めましょう．感染症発症時は早期に治療を開始し，場合によっては免疫抑制剤の注意深い減量を考慮する必要があります[18]．頻度として多いのは細菌感染症であり，肺炎や尿路感染症は常に注意が必要です．重症例では敗血症に陥ることもあります．

また，結核は頻度が低いものの重症化しやすいので，常に念頭に置く必要があります．ウイルス感染症として，腎移植後最も留意すべきなのはサイトメガロウイルスおよびEBウイルスです．いずれも，成人の多くは既感染者（キャリア）ですが，特に未感染者への腎移植では初感染により重症化する可能性があり，移植術前にドナー，レシピエントともに既感染の有無を必ず検査しておきましょう．他に，水痘・帯状疱疹ウイルス，BKウイルス，アデノウイルスなどに注意します．真菌感染では，特にニューモシスティス肺炎が重要です．感染症治療の詳細は専門書を参照していただくとしてここでは省きますが，いずれの感染症への対策も，近年の強力な免疫抑制剤の登場により腎移植成績が向上する一方で，その重要性を増してきています[18]．

(4) 移植コーディネーターの役割とは

腎移植全体を通して移植コーディネーターの果たす役割はとても大きいです．移植待機中から患者さん，他の医療スタッフとの連絡を密にとり，情報提供に努め，患者さんの不安を軽減するのは移植コーディネーターの役割です．そして移植コーディネーターによる長期ケアとしてのQOLの評価は，移植が生命予後を改善するだけでなく，本当に生活そのものを改善し得るのか，問題点として何が残されているのかを明らかにしますし，また，今後の移植医療に必要なものが何なのかを明確にする大切な手段と思われます．

おわりに

腎移植患者がより早期にADLやQOLを高めるためにも，移植前後に適切な腎臓リハを行う必要があります．腎機能の一次的な改善では，腎移植患者がそれまで抱えていた問題をすべて解決することにはなりません．移植後の包括的な腎臓リハを通じて，高いフィットネスの獲得，残存腎機能の保持，心血管疾患を中心とした生活習慣病の予防，QOLの向上に努める総合的な取り組みが望まれます．

（上月正博）

文献

1) 菊地廣行・他：アスリートへの腎移植より学んだこと．今日の移植 **23**：764-765, 2010.
2) 上月正博：CKDと腎臓リハビリテーション．治療学 **44**：315-320, 2010.
3) Tentori F et al：Physical exercise among participants in theDialysis Outcomes and Practice Patterns Study（DOPPS）：correlates and associated outcomes. Nephrol Dial Transplant **25**：3050-3062, 2010.
4) Habedank D et al：Exercise capacity and body composition in living-donor- renal transplant recipients over time. Nephrol Dail Transplant **24**：3854-3860, 2009.
5) Zelle DM et al：Low physical activity and risk of cardiovascular and all-cause mortality in renal transplant recipients. Clin J Am Soc Nephrol **6**：898-905, 2011.
6) Romano G et al：Phisical training effects in renal transplant recipients. Clin Transplant **24**：510-514, 2010.
7) Greenwood SA et al：Aerobic or resistance training and pulse wave velocity in kidney transplant recipients：a 12-week pilot randomized controlled tria（l the Exercise in Renal Transplant ExeRT）Trial. Am J Kidney Dis **66**：689-698,2015.
8) Teplan V et al：Endothelian progenitor cells and asymmnetric dimethylarginine after renal transplantation. J Renal Nutrition **25**：247-249, 2015.
9) Teplan V et al：Early exercise training after renal transplantation and asymmetric dimethylarginine：the effect of obesity. Kidney Blood Press Res **39**：289-298, 2014.
10) Tangerras T et al：Cardiorespiratory fitness is a marker of cardiovascular health in renal transplanted children. Pediatr Nephrol **25**：2343-2350, 2010.
11) Diseth TH et al：Kidney transplantation in childhood：mental health and quality of life of children and caregivers. Pediatr Nephrol **26**：1881-1892, 2011.
12) Lubrano R et al：Influence of physical activity on cardiorespiratory fitness in children after renal transplantation. Nephrol Dial Transplant **27**：1677-1681, 2012.
13) American College of Sports Medicine：ACSM's Guidelines for Exercise Testing and Prescription（eight Edition）. Lippincott Williams & Wilkins/Wolters Kluwer Health, USA, 2011.
14) Painter PL et al：Physical functioning：definitions, measurement, and expectations. Adv Ren Replace Ther **6**：110-123, 1999.
15) Poortmans JR et al：Renal responses to exercise in heart and kidney transplant patients. Transpl Int **10**：323-327,1997.
16) 西 慎一・他：腎移植と生活習慣病．日腎会誌 **46**：792-797, 2004.
17) 上月正博編：新編 内部障害のリハビリテーション．医歯薬出版, 2010.
18) 天田憲利：腎臓リハビリテーション（上月正博編）．医歯薬出版, 2012.
19) Jindal RM, Zawada ET jr：Obesity and kidney transplantation. Am J Kidney Dis **43**：943-952, 2004.

4 運動後急性腎不全

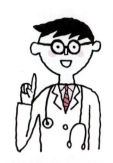

Point

- 長時間の過酷な筋肉の使用は急性腎不全を引き起こす
- 短時間の瞬発運動でも急性腎不全を引き起こす特殊な病態がある

事例紹介

症例 45歳，男性．

既往歴 39歳時に肺結核，43歳時に高血圧症．

現病歴 43歳から高血圧症で近医に通院加療し，ロサルタン25mgとトリクロロメチアジド1mgを内服していた．4月の検査ではBUN 13.8 mg/dl，血清Cr 1.6 mg/dl，7月の検査ではBUN 23.6 mg/dl，血清Cr 2.2 mg/dlと腎機能障害を認めていた．8月X日に空手のトレーニングを行ったところ，翌日から微熱，全身倦怠感，食欲低下が出現した．症状が持続するため5日後に近医を受診し，BUN 38.1 mg/dl，血清Cr 6.0 mg/dlの腎機能障害が認められたため，7日後に入院となった．

初診時機能評価

身体所見：身長：175cm，体重：96.0kg，体温：37.0℃，血圧：156/113 mmHg，脈拍：77/分・整，胸部：心雑音なし，ラ音なし．腹部：圧痛なし，腰背部に叩打痛なし，血管雑音なし，下腿：浮腫なし．

検査データ：尿蛋白（－），尿糖（－），尿潜血（－），尿沈渣異常なし，

WBC 6540/μl, Hb 14.6 g/dl, Plt 32.4万/μl, BUN 26.9 mg/dl, Cr 3.4 mg/dl, UA 2.0 mg/dl, Na 140 mEq/l, K 4.5 mEq/l, Cl 102 mEq/l, Ca 9.2 mg/l, P 3.1 mg/l, T-Cho 184 mg/l, TG 132 mg/l, FBS 85 mg/l, TP 8.0 g/dl, Alb 5.0 g/dl, CPK 124 IU/l, ミオグロビン 127.8 ng/ml, CRP 0.53 mg/dl.

経過 入院後，ロサルタンとトリクロロメチアジドによる降圧療法を中止し，Ca拮抗薬に変更した．保存療法で経過をみたところ，血清Crは1.0 mg/dlまで正常化し，腎機能改善に伴い尿酸は0.7〜0.8 mg/dlまで低下した．尿中尿酸排泄量は500〜600 mg/日と正常域であったが，尿酸排泄分画（fractional excretion of uric acid；FEUA）は55％と高く，特発性腎性低尿酸血症に関連した運動後急性腎不全と診断し，入院第14日病日に自宅退院となった．

はじめに

運動で誘発される急性腎不全には2つのものが知られています（表）[1]．1つは，マラソンや登山等長時間の過酷な筋肉の使用によって横紋筋融解が起こる，ミオグロビン尿を伴う急性腎不全です．もう1つは，短距離走等の短時間の瞬発運動，すなわち無酸素運動後に背腰痛や悪心・嘔吐で発症する，ミオグロビン尿を伴わない急性腎不全であり，これはALPE（acute renal failure with severe loin pain and patchy renal ischemia after anaerobic exercise）[2]とよばれます．

横紋筋融解によるミオグロビン尿性の急性腎不全

(1) 臨床症状

横紋筋融解はさまざまな原因により発症しますが，運動等の筋肉への過度の負荷が横紋筋融解を引き起こします．運動により横紋筋融解を起こした筋肉は腫脹し，自発痛・圧痛が生じます．また，傷害された細胞が膨化すると組織内圧が上昇し，神経を含めた周辺組織の傷害を進行させるコンパートメント症候群を呈することもあります．

横紋筋融解を起こすリスクが高い運動としては，長時間の過酷な筋肉の使用，登山，マラソン等が知られています．また，発症促進因子には，①普段運動していな

表 運動後急性腎不全の鑑別診断

	運動後急性腎不全（狭義）	横紋筋融解症
運動量	＋（短時間）	＋＋＋（長時間）
運動種目	短距離走（無酸素運動）	マラソン，登山（有酸素運動）
尿量	非乏尿	乏尿
暗黒尿	－	＋＋＋
腰背部痛	＋＋＋	±
悪心，嘔吐，発熱	＋＋	＋
脱水	＋	＋＋＋
血清ミオグロビン，CK	正常もしくは軽度上昇	著明に上昇
造影剤の腎内排泄遅延	楔状	びまん性

い人が急に運動する，②高温多湿の環境で運動する，③低カリウム血症のある患者さんが運動する，などがあります．

横紋筋融解が起こると，分子量18,800のミオグロビンが血中に放出されますが，ミオグロビン血症に脱水が合併した際には急性腎不全が発症しやすくなります．

（2）腎不全の病態

横紋筋融解による急性腎不全の発症機序については，①循環血漿量低下や腎血管収縮による腎虚血，②ミオグロビン円柱による尿細管閉塞，③近位尿細管への鉄イオンなどの毒性物質による傷害などが考えられています．

（3）診断法

臨床的には筋肉痛，乏尿，赤褐色尿を伴う急性腎不全がある場合に診断されます．検査としては，筋酵素であるクレアチンキナーゼ（CK）が基準値の10～20倍以上に高度上昇しますが，分画はMM（骨格筋）型がほとんどです．血清ミオグロビン値も著しく増加し，1,500～3,000 ng/ml以上になると尿中でも検出されます．横紋筋融解により筋肉内からミオグロビンを代表とする筋形質蛋白以外にも，Cr, P, K, 尿酸が遊出するため，これらの血中濃度が他の原因による同程度の急性腎不全に比べて高値となります．一方，血清Ca値は傷害筋へ沈着するため，低値を示します．また，腎虚血は腎全体にびまん性にみられます．腎生検では，急性尿細管壊死の組織像を呈します．

（4）治療法

急性腎不全に陥る前の初期治療で重要なことは，脱水とアシドーシスの補正です．早期からの大量補液と重炭酸ナトリウムの投与が必要です．また，利尿を得るため

にマンニトール投与も有効です．急性腎不全に陥った場合には，全身状態，急性腎不全の程度，乏尿の有無，高K血症の有無によって血液浄化療法の必要性を判断します．高窒素血症のみならず，高K血症，アシドーシスの補正，体液過剰の補正が血液浄化療法の適応となります．透析療法としては，主に間欠的血液透析，持続血液濾過透析等が選択されます．多臓器不全を呈さなければ，予後は必ずしも悪くありません．

横紋筋融解による急性腎不全の発症・再発予防としては，横紋筋融解を起こしやすい運動を避けること，運動する際に水分補給を十分にして脱水を避けることが大切で，その他の発症促進因子にも注意しなければなりません．

非ミオグロビン尿性の急性腎不全（ALPE）

(1) 臨床症状

現在までに200例以上の報告があり，その多くは腎性低尿酸血症患者，あるいは日頃は健康な若い男性が風邪気味で解熱鎮痛薬のNSAIDsを服用し，短距離を全力疾走した後に発症しています．

発症する運動の内容については，トラック競技で短距離を全力疾走した後，特に200m走の繰り返しで多く発症しています．その他，サッカー，筋肉トレーニング，競泳，自転車競技，野球，重量挙げなどの無酸素運動ないし無酸素運動を繰り返す運動が挙げられます(図)[2]．

運動後1～48時間後，主に3～12時間後に，使用した四肢筋ではなく，腎臓から

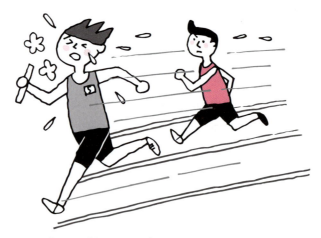

短距離の全力疾走→ALPEのリスク大！

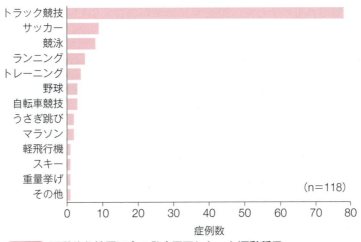

図 運動後急性腎不全の発症原因となった運動種目

と思われる激しい疼痛が起こります．激しい背腰痛を訴えてしばしば救急外来を受診するため，まずは尿路結石が疑われます．また，悪心・嘔吐を伴うことが多く，微熱やCRP陽性を示すため，急性胃腸炎，急性膵炎，腰椎ヘルニアと誤って診断されることが多くみられます．

(2) 腎不全の病態

腎性低尿酸血症患者では，非腎性低尿酸血症患者よりも運動後急性腎不全を約50倍発症しやすくなります．腎性低尿酸血症患者が運動後急性腎不全を発症しやすい理由については，いまだ不明です．

尿酸は強力な抗酸化物質であることから，血清尿酸低値が抗酸化作用を低下させている可能性が指摘されるようになりました．したがって，腎性低尿酸血症患者では酸化ストレスの影響を強く受けやすいと考えられ，運動により活性酸素が増加すると，葉間・弓状動脈に攣縮を起こし，その後の再灌流によってさらに活性酸素が発生して急性腎不全を発症させるという説があります[3]．

一方，尿酸結晶による尿細管閉塞が運動後急性腎不全の原因とする説[4]もありますが，急性腎不全発症直後の生検ではこの機序を裏づける組織所見は数例を除いて得られず，尿沈渣でも尿酸結晶がみられる症例は少数です．

特発性腎性低尿酸血症は尿細管における尿酸輸送機構に異常が存在し，尿酸の排泄のみが亢進し，低尿酸血症を呈する疾患です．本症は日本人とユダヤ人に多いとされ，日本人での有病率は男性で0.2％，女性で0.4％と考えられています．

特発性腎性低尿酸血症の原因は不明でしたが，家族内発症が報告されており，遺

伝子異常が推察されていました．2002年に尿酸輸送体URAT1がクローニングされ，2008年にURATv1/GLUT9の働きが明らかになり，特発性腎性低尿酸血症はURAT1やURATv1/GLUT9の変異が原因であることが明らかになりました[5,6]．

　高尿酸血症と異なり，腎性低尿酸血症の疾患概念そのものがこれまで認識されておらず，診療ガイドラインや確立された診断基準・指針はありませんでしたが，日本発・世界初となる腎性低尿酸血症診療ガイドラインを厚生労働省研究班と日本痛風・核酸代謝学会が合同で作成し，2017年に公表されました[7]．現時点の診断カットオフ値として，「血清尿酸値 2.0 mg/dl 以下で腎性低尿酸血症を鑑別することを推奨する」とのステートメントを掲げており，診断指針の必須項目としては，①血清尿酸値 2.0 mg/dl 以下の低尿酸血症を認める，②血中尿酸排泄率または尿酸クリアランスの上昇を認める，③他の低尿酸血症（ファンコニー症候群，キサンチン尿症など）を否定できる，の3項目が記載されています．また，参考項目として，①腎性低尿酸血症の病因遺伝子（*URAT1/SLC22A12*，*GLUT9/SLC2A9* 遺伝子）の変異を認める，②運動後急性腎障害の既往がある，③腎性低尿酸血症の家族歴を認める，の3項目がそれぞれ盛り込まれています．

(3) 診断法

　無酸素運動あるいはそれを含む運動を繰り返した後に，背腰痛や悪心・嘔吐を訴えて来院した患者さんには，本疾患の可能性を考えて診断する必要があります．検尿では赤褐色尿はなく，乏尿は約20％の症例にみられ，通常は非乏尿性急性腎不全を呈しています．FENa（ナトリウム排泄分画）は1％を超える症例も，超えない症例もあり，一定していません．軽度の蛋白尿や血尿を認める症例もありますが，所見のないものもあり，これも一定していません．来院時に脱水を伴っていることは少なく，血圧も多くは正常です．血清CKやミオグロビンも，多くは基準値範囲以内もしくは軽度上昇に留まります．

　造影剤の投与数時間〜1, 2日後に単純CTを撮ると，腎に楔形の造影剤残存がみられます．この楔形の造影剤残存は血清Cr値が 1.5〜3.0 mg/dl のときに最も明瞭にみられ，6.0 mg/ml 以上のときにはびまん性の造影剤残存しかみられません．ただしこの場合でも，回復時には楔形の造影剤残存がみられます．また，MRIのT1強調画像や造影超音波検査でも楔形の病変を証明できることがあります．虚血部に集まるといわれるMDP（methylene diphosphonate）という核種を使用したシンチグラムでは腎虚血部に斑状に取り込みがみられます．

　腎生検では，横紋筋融解による急性腎不全と同様に，急性尿細管壊死の組織像を

呈します．

（4）治療法

　腎不全の程度によって治療法を考えますが，診断されずに見過ごされて自然治癒している症例は相当多いと考えられます．保存的治療としては，溢水や脱水を補液や利尿薬で管理します．また，頻度は少ないですが，乏尿，高K血症，尿毒症症状がみられる際には透析療法を考慮する必要があります．

　腎性低尿酸血症の短期的予後は一般に良好と考えられていますが，血清尿酸値低値が長期に続くことによる影響はまだわかっていません．しかし，運動後急性腎不全の予防法としては，①風邪気味の際には全力疾走しない，②運動前にはNSAIDsの服用を避ける，③無酸素運動の繰り返しを避ける，④脱水の予防などが考えられます[7]．腎性低尿酸血症患者では発症・再発が多く，特に注意が必要です．若年の腎性低尿酸血症患者が学校の部活動で陸上競技をしている場合には，他の部活動への変更を指導し，運動会でトラック競技に出場するようなときには，前述の予防法に従うように指導します．抗酸化薬（allopurinol，ビタミンC，ビタミンE）の投与が試みられていますが，その予防効果については現時点では明らかでありません．また，高血圧や腎機能障害がある腎性低尿酸血症の成人患者では，前述の症例のように脱水傾向に陥りやすい利尿薬の使用および利尿薬とレニン-アンジオテンシン系阻害薬の併用（合剤を含む）は控えるとよいでしょう[8]．

（伊藤　修）

文献

1) 石川　勳：運動で生じる急性腎不全．日内会誌 **99**：56-62，2010．
2) Ishikawa I：Acute renal failure with severe loin pain and patchy renal ischemia after anaerobic exercise in patients with or without renal hypouricemia. Nephron **91**：559-570, 2002.
3) Murakami T et al：Patients with renal hypouricemia are prone to develop acute renal failure- why? Clin Nephrol **43**：207-208, 1995.
4) Yuen JY, Hasbargen JA：Renal hypouricemia：prevention of exercise-induced acute renal failure and a review of the literature. Am J Kidney Dis **25**：937-946, 1995.
5) Enomoto A et al：Molecular identification of a renal urate anion exchanger that regulates blood urate levels. Nature **417**：447-452, 2002.
6) Anzai N et al：Plasma urate level is directly regulated by a voltage-driven urate efflux transporter URATv1(SLC2A9) in humans. J Biol Chem **283**：26834-26838, 2008.
7) 日本痛風・核酸代謝学会監：腎性低尿酸血症診療ガイドライン．メディカルレビュー，2017．
8) Ito O et al：A case of exercise-induced acute renal failure in a patient with idiopathic renal hypouricemia developed during antihypertensive therapy with losartan and triclormethiazide. Hypertens Res **26**：509-513, 2003.

5 心不全患者の運動療法

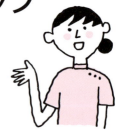

Point

- 運動療法には運動処方が必要
- 嫌気性代謝閾値レベルでの有酸素運動が有効

事例紹介

症例 66歳，男性．

診断名 ①虚血性心疾患，②糖尿病（腎症第4期，網膜症AⅢ期・光凝固術後，神経障害），③下肢閉塞性動脈硬化症，④閉塞性睡眠時無呼吸．

現病歴 X年11月頃から心不全症状が出現，心エコーでびまん性壁運動低下を認め，心臓カテーテル検査にて右冠動脈seg 1に有意狭窄を認めた．冠動脈形成術を施行され退院．外来リハは希望されず行われなかった．X＋1年1月（前回退院2週間後）に心不全増悪にて入院．心不全の原因として新規の虚血性心疾患は認めず，塩分・飲水過多，過負荷からの慢性心不全増悪と診断され，加療された．外来リハを希望され，X＋1年2月より14カ月間回復期心臓リハを施行している．

既往歴 35歳，糖尿病．

冠危険因子 喫煙歴：40本/日×30年（30〜60歳），肥満（BMI 29.4），糖尿病（＋），高血圧（＋）脂質異常症（＋），高尿酸血症（＋），慢性腎臓病（＋），透析（－），運動習慣（－）．

初診時検査データ

血液検査：BUN/Cr 36.7/2.85 g/dl，eGFR 18.6 ml/分/1.73m³，Ht 31.7%，総蛋白/Alb 6.3/3.2 g/dl，HbA1c 5.6%．

胸部単純X線写真：CTR 50%．

心臓超音波検査：図1．

冠動脈造影：図2．seg 1 99%，seg 6 25%，seg 13 50%，右総腸骨動脈狭窄あり．

PCWP 18 mmHg，PA 29/20 mmHg，RV 49/11 mmHg，RA 12 mmHg，CO 5.35 l/分，CI 2.84 l/分/m³（Forrester I 群）．

簡易PSG：AHI 42.5．

心肺運動負荷試験：表1．

経過：運動の頻度は病院では週に1回，自宅での自主訓練は週に1～2回，合計週に2～3回行った．運動強度はCPXにて決定したAT1分前の

UCG	X年11月	X+2年1月
LVDd	56	41
LVDs	46	28
IVS	16	13
LAD	41	37
LVEF	27	60
肺動脈圧	11	
IVC	16	13
MR	I	I
	diffuse hypokinesis	inferoseptaum ; hypokinesis

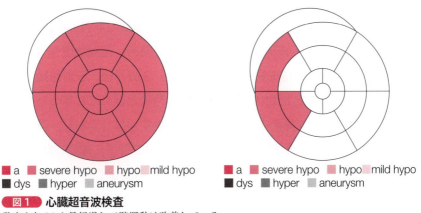

■ a ■ severe hypo ■ hypo ■ mild hypo
■ dys ■ hyper ■ aneurysm

図1 心臓超音波検査
発症より14カ月経過して壁運動は改善している．

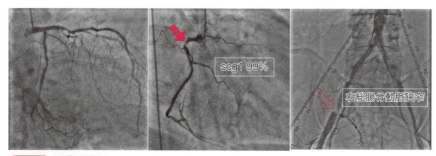

図2 冠動脈造影
seg1 99%, seg6 25%, seg13 50%, 右総腸骨動脈狭窄を認める.

表1 心肺運動負荷試験の経過

CPX	X＋1年2月	X＋2年2月（12カ月後）	X＋2年4月（14カ月後）
weight	79.7	79.5	81.3
warm/Ramp	10 W/5 W	5 W/5 W	5 W/10 W
HR：rest-peak	88-113	90-135	70-99
peak $\dot{V}O_2$/HR(%)	6.6(48%)	6.3(45%)	8.7(62%)
peak $\dot{V}O_2$/W(%)	9.3(39%)2.65 MET	10.6(45%)3.02 MET	10.5(44%)3.0 MET
AT $\dot{V}O_2$/W(%)	7.3(45%)2.08 MET	6.1(37%)1.74 MET	8.0(49%)2.28 MET
$\Delta\dot{V}O_2/\Delta WR$	9.35	9.36	8.17
peak Load	40 W	52 W	45 W
minimum $\dot{V}E/\dot{V}CO_2$	41.3	35.9	35.8
$\dot{V}E$ vs $\dot{V}CO_2$ slope	47.1	38.3	32.9
R：rest-peak	0.78-1.06	0.79-1.04	0.99-1.06
Borg：legs	9	12	14
Borg：chest	13	15	14
$ETCO_2$	4.5	4.79	4.8
RR：rest	20	13	12

リハ開始12カ月後にATが低下したが, 処方の見直しにより14カ月後には改善がみられる.

22 wattで, 30分間エルゴメータを使用して行った. レジスタンストレーニングは1 RMの20%程度で20回を2〜3セット行った. しかし, 運動療法中に心拍上昇がみられるようになったため, 運動強度を下げて対応した. 当院では通常はCPXはリハ開始時, 3カ月後, 5カ月後に評価を行う. 当症例では2回目のCPXが12カ月後と遅れてしまった. 2回目のCPXにてランプ負荷中の心拍が上昇しやすくなっており, 運動耐容能低下に関与しているものと考えられた. かかりつけ医に確認したところ, β遮断薬が中止されており, 再開を依頼した. 再開して2カ月後の3回目のCPXではATは改善してきており, 再度運動処方を見直してATの1分前の27 wattで処方した. 血液検査では発症時BUN/Cr 36.7/

2.85mg/dl，発症後16カ月目でBUN/Cr 63.1/3.4mg/dlであった．しかし，eGFRは18.6→15（ml/分/1.73m³），尿蛋白は4.9→1.74g/gCrに減少しており，Crの上昇は筋肉量の増加にも影響を受けていたものと考えられる（図3）．

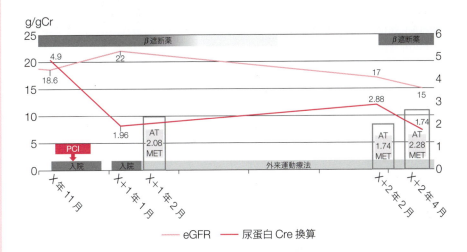

	X年11月	X+1年1月	X+1年2月：リハ開始時	X+2年2月	X+2年4月
eGFR	18.6	22.2	22	17	15
尿蛋白Cre換算	4.9		1.96	2.88	1.74
HbA1c	5.6		6.3	6.7	

図3　経過

はじめに

　心不全とは心臓の異常によりポンプ機能が低下し，酸素需要に見合うだけの血液量を供給できず，労作時呼吸困難や倦怠感等の症状が出現する状態です．ポンプ機能を表す指標としては左室駆出率（ejection fraction；EF）がよく知られています．最近では左室駆出率が保たれた心不全（heart failure with preserved ejection fraction；HFpEF）と駆出率が低下した心不全（heart failure with reduced ejection fraction；HFrEF）に分類して議論されることが多い傾向です．

　一方で，心不全の症状は運動耐容能低下によるものです．運動耐容能と左室駆出率との相関は低いことが知られています[1,2]．よって心不全の重症度は単純に左室駆出率で測ることはできず，運動耐容能を評価することにより判定できます．運動

表2 バイパス術後と弁膜症術後患者の特徴―急性心筋梗塞・心不全例との比較―

	心筋梗塞	バイパス術後	弁膜症術後	慢性心不全
罹病期間	短い	比較的短い	長い	長い
デコンディショニング	軽度	中等度	高度	高度
心不全の頻度	やや多い	少ない	多い	全例
心房細動例	普通	術後早期は多い	多い	やや多い
AT(手術・発症前)	正常	ほぼ正常	低下	低下
心機能(前に比し)	低下	不変～改善	改善	不変
リハへの積極性	積極的	積極的	消極的	消極的
目標	再発予防	再発予防 グラフト開存	心不全改善 運動能改善	心不全改善 運動能改善
留意点	リモデリング 虚血・不整脈	手術創 虚血・不整脈	手術創・感染 抗凝固療法	心機能悪化 不整脈

〔日本循環器学会・他:心血管疾患におけるリハビリテーションに関するガイドライン(2012年改訂版).循環器病の診断と治療に関するガイドライン(2011年度合同研究班報告):http://www.j-circ.or.jp/guideline/pdf/JCS2012_nohara_h.pdf(2017年6月閲覧)〕

耐容能低下は，骨格筋の減少や代謝異常，血管拡張能低下等の末梢因子も主な機序であることが明らかとなっています[3,4]．慢性腎臓病(CKD)を合併すると，溢水状態になりやすく塩分過剰や飲水過多で心不全症状が出やすくなります．心不全を合併した慢性腎臓病に対しても運動療法を行うことで運動耐容能が改善し症状の軽減が期待されます．

心不全の病態

「心不全」といっても原疾患はさまざまであり，特徴も異なります．**表2**に心筋梗塞・冠動脈バイパス術後・弁膜症術後・慢性心不全の特徴を示します．慢性心不全の場合，罹病期間が長く，いわゆるフレイルの状態にあることが多くみられます．また，疾患別に留意すべき点を**表3**に示します．糖尿病であれば運動中の低血糖，心筋症であれば不整脈など，注意点もさまざまです．特に，CKDを合併している場合には，虚血性心疾患の評価は必ずしも十分にできているとは限りません．腎障害のため造影剤を用いた冠動脈造影検査や冠動脈CTを行うことができないためです．虚血の評価は運動負荷心電図や薬剤負荷心筋シンチに限られます．カテーテル治療も腎障害が障壁になり，保存的に内服治療を選択せざるを得ないこともあります．

つまり，一概に「心不全」といっても，それぞれの症例の背景にはさまざまな病態が隠れているのです．このことを常に念頭に置き，運動療法を行うことが重要です．

表3 運動療法の適応疾患と留意点

適応疾患	留意点
虚血性心疾患	
狭心症	不安定狭心症または平地ゆっくり歩行（2MET）で誘発される虚血
心筋梗塞	虚血残存，過労，ストレス，脱水，高血糖
弁膜症	手術適応には運動は禁忌
大動脈弁狭窄症	安定していない場合・手術適応には運動は禁忌
僧房弁狭窄症	
大動脈弁閉鎖不全症	安定していない場合には運動は禁忌
僧房弁閉鎖不全症	運動中の SpO_2 低下
心筋症	
肥大型心筋症	流出路狭窄の有無の確認必要
拡張型心筋症	β 遮断薬増量時には心拍数に注意
不整脈	未治療の重症不整脈（心房細動，持続性心室頻拍は禁忌）
心房細動	運動中の心拍コントロール
ペースメーカー	心拍応答の設定，運動中のペーシングの変化

その他にも，糖尿病であれば低血糖にも注意が必要．
過去1週間以内の心不全症状増悪時も禁忌．

表4 運動負荷量が過大であることを示唆する指標

1. 自覚症状（倦怠感持続，前日の疲労感の残存，同一負荷量におけるBorg指数の2以上の上昇）
2. 体重増加傾向（1週間で2kg以上増加）
3. 心拍数増加傾向（安静時または同一負荷量における心拍数の10 bpm以上の上昇）
4. 血中BNP上昇傾向（前回よりも100 pg/mL以上の上昇）

〔日本循環器学会・他：心血管疾患におけるリハビリテーションに関するガイドライン（2012年改訂版）．循環器病の診断と治療に関するガイドライン（2011年度合同研究班報告）：http://www.j-circ.or.jp/guideline/pdf/JCS2012_nohara_h.pdf（2017年6月閲覧）〕

問題点を明確にする

「心不全の症状＝きつい」は運動耐容能の低下によるものです．適切な運動療法によって運動耐容能は改善し，症状は軽減されQOLは向上します．一方で，CKDでは筋力が低下してサルコペニアを合併し「きつさ」が出現することもあります．さらには貧血による「きつさ」も混在します．その患者さんの日常生活をより「きつく」している原因を把握すると，運動療法による成果は得やすくなります．

CKDを合併した心不全患者は飲水や塩分の過剰摂取等の影響が出やすく，状態が不安定です．表4に運動療法の継続，もしくは負荷量を再検討すべき指標を示します．このような症状や傾向がみられた場合には心不全が増悪している可能性があるため，常に患者さんの状態を的確に評価し，状態の変化に気づくことが重要です．

表5 心不全に対する運動療法の効果

1. 運動耐容能：改善
2. 心臓への効果
   a) 左室機能：安静時左室駆出率不変または軽度改善，運動時心拍出量増加反応改善，左室拡張早期機能改善
   b) 冠循環：冠動脈内皮機能改善，運動時心筋灌流改善，冠側副血行路増加
   c) 左室リモデリング：悪化させない（むしろ抑制），BNP低下
3. 末梢効果
   a) 骨格筋：筋量増加，筋力増加，好気的代謝改善，抗酸化酵素発現増加
   b) 呼吸筋：機能改善
   c) 血管内皮：内皮依存性血管拡張反応改善，一酸化窒素合成酵素（eNOS）発現増加
4. 神経体液因子
   a) 自律神経機能：交感神経活性抑制，副交感神経活性増大，心拍変動改善
   b) 換気応答：改善，呼吸中枢 CO_2 感受性改善
   c) 炎症マーカー：炎症性サイトカイン（TNF-α）低下，CRP低下
5. QOL：健康関連QOL改善
6. 長期予後：心不全入院減少，無事故生存率改善，総死亡率低下（メタアナリシス）

〔日本循環器学会・他：心血管疾患におけるリハビリテーションに関するガイドライン（2012年改訂版）．循環器病の診断と治療に関するガイドライン（2011年度合同研究班報告）：http://www.j-circ.or.jp/guideline/pdf/JCS2012_nohara_h.pdf（2017年6月閲覧））

運動療法の有効性

慢性心不全（LVEF 平均20～30%，最高酸素摂取量（peak $\dot{V}O_2$）10～20 ml/分/kg）に対して2～6カ月間の運動療法を実施することで，peak $\dot{V}O_2$ では平均20%の増加を認めることが報告されています[6]．その他の運動療法の効果を**表5**に示します．このような運動療法の効果を得るには心不全を自己管理するための知識とその実践方法を患者に対して教育することが重要です．

運動療法の構成

運動療法は，有酸素運動，ウォームアップ（準備運動），クールダウンで構成されます（**図4**）．最近ではレジスタンストレーニングが併用されることが多くなってきました．レジスタンストレーニングについては後述します．

運動療法には運動処方が必要です（**表6**）．運動処方は運動強度，種類，時間，頻度で構成され，定期的な見直しが重要です．運動の種類は歩行，トレッドミル，エルゴメータ等ですが，CKDの場合には骨・筋肉の異常を呈していることが多いため，転倒のリスクが少ない方法を選びます．時間は1日30分以上，頻度は週に3～7日がよいでしょう．運動の強度は嫌気性代謝閾値（AT）レベルの負荷量が適切です．ATレベル以下の運動強度であれば「きつくない」運動を安全に行うことができます．

運動強度を決定する方法は3つあります．① peak $\dot{V}O_2$ もしくはATを用いる方

ウォームアップ，持久運動，クールダウンからなる運動セッションにおける時間と心拍数の関係を示す

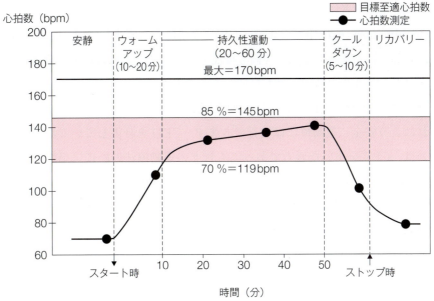

注）図中の心拍数は若年健常者の例であり，中高年者には健常者でも高すぎる場合がある．

図4 トレーニングの構成

((American College of Sports Medicine. Major Signs and Symptoms Suggestive of Cardiovascular and Pulmonary Disease. In ACSM's Guidelines for Exercise Testing and Prescription. 7th ed, 2006)を（日本循環器学会・他，2012，文献5）が引用したものを転載）

表6 運動処方

1) 運動の強度
2) 運動の種類
3) 運動の時間
4) 運動の頻度
5) 運動処方の定期的な見直し

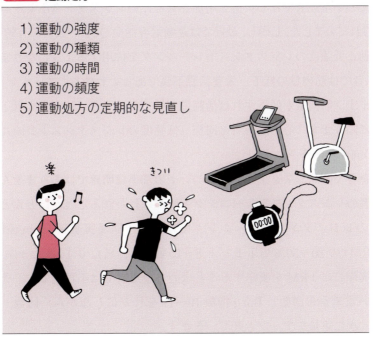

法，②心拍予備能を用いる方法，③Borg指数を用いる方法です（**表7**）．CKDを合併した心不全患者にはリスクが多く，運動強度を決定するには心肺運動負荷試験（cardiopulmonary exercise testing；CPX）での処方が望ましいでしょう．CPXを用いた評価では不整脈や虚血の評価も可能であること，さらに最大負荷までかけなくてもATレベルの負荷で評価が可能であることが最大の利点です．

　図5に事例紹介のATポイントと決定方法を示します．CPXを用いたAT処方であればより安全に運動療法は施行できます．CKDを合併している場合に気をつけるのは，CPXを用いた処方であっても日々の運動療法の際には患者さんの体調により運動強度の変更が必要という点です．これは，日常生活での活動や食事（飲水・塩分過剰摂取）の影響が出やすく溢水を呈しやすいからです．そのため，自覚症状，Borg指数，血圧，体重の変化を参考にしながらトークテスト等で負荷量をこまめに変更します．運動強度を「きつくない」レベルに設定することで運動療法の継続にもつながります．呈示した事例では2回目のCPXが遅れてしまいました．そのため，処方の見直しができず，いったん運動耐容能は低下しました．運動処方の見直し後には2カ月で運動耐容能が改善しており，運動処方の見直しが重要であることがわかります．

レジスタンストレーニング

　これまで心不全患者では心負荷を増加させるためレジスタンストレーニングは禁忌と考えられていました．しかし，最近では運動耐容能やQOLの改善に有効とされ[8,9]，有酸素運動と低強度のレジスタンストレーニングを併用するようになりました．

　CKD患者では筋肉量の低下，栄養状態不良であるいわゆる「フレイル」が生じやすくなります．筋肉量が低下すれば活動量が低下し，さらに筋肉量が低下するという悪循環に陥ります．心不全患者と同様，低強度のレジスタンストレーニングによりQOLの向上が期待されます．

　腎臓病患者でのレジスタンストレーニングの基準は明確ではありませんが，心血管疾患患者のレジスタンストレーニングと同様に行われることがほとんどです．心不全患者のレジスタンストレーニングでは最大1回反復重量（repetition maximum；1RM）の20〜30％で1セット8〜15回，1日当たり1〜3セット行います（**表8**）．実際には1RMを測定することは心不全患者では不可能です．そのため通常は，軽い重量から開始しBorg指数10〜11を目安にしながら，回数・セット数を増やし，次に重量をアップさせていきます．

表7 心不全の運動療法における運動処方

項目	内容
運動の種類	・歩行（初期は屋内監視下），自転車エルゴメータ，軽いエアロビクス体操，低強度レジスタンス運動 ・心不全患者には，ジョギング，水泳，激しいエアロビクスダンスは推奨されない
運動強度	【開始初期】 ・屋内歩行 50～80 m/分×5～10 分間または自転車エルゴメータ 10～20 W×5～10 分間程度から開始する ・自覚症状や身体所見をめやすにして 1 カ月程度をかけて時間と強度を徐々に増量する ・簡便法として，安静時 HR＋30 bpm（β遮断薬投与例では安静時 HR＋20 bpm）を目標 HR とする方法もある 【安定期到達目標】 a) 最高酸素摂取量（peak $\dot{V}O_2$）の 40～60％のレベルまたは嫌気性代謝閾値（AT）レベルの HR b) 心拍数予備能（HR reserve）の 30～50％，または最大 HR の 50～70％ ・Karvonen の式（[最高 HR －安静時 HR]×k＋安静時 HR）において，軽症（NYHA Ⅰ～Ⅱ）では k＝0.4～0.5，中等症～重症（NYHA Ⅲ）では k＝0.3～0.4 c) Borg 指数 11～13（自覚的運動強度「楽である～ややつらい」）のレベル
運動持続時間	・1 回 5～10 分×1 日 2 回程度から開始，1 日 30～60 分（1 回 20～30 分×1 日 2 回）まで徐々に増加させる
頻度	・週 3～5 回（重症例では週 3 回，軽症例では週 5 回まで増加させてもよい） ・週 2～3 回程度，低強度レジスタンス運動を併用してもよい
注意事項	・開始初期 1 カ月間は特に低強度とし，心不全の増悪に注意する ・原則として開始初期は監視型，安定期では監視型と非監視型（在宅運動療法）との併用とする ・経過中は，常に自覚症状，体重，血中 BNP の変化に留意する

〔日本循環器学会・他：心血管疾患におけるリハビリテーションに関するガイドライン（2012 年改訂版）．循環器病の診断と治療に関するガイドライン（2011 年度合同研究班報告）：http://www.j-circ.or.jp/guideline/pdf/JCS2012_nohara_h.pdf（2017 年 6 月閲覧）〕

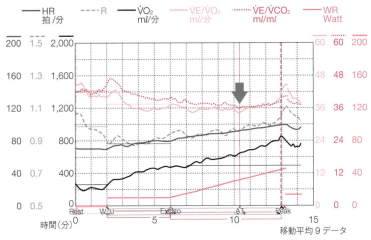

図5 AT 決定法

表8 運動療法の実際

運動プログラムはウォームアップ→レジスタンストレーニング・持久性運動→クールダウンの流れで行う
　ウォームアップ：ストレッチングなどの準備体操や低い強度（速度）の歩行など
　目標運動：処方強度に達した有酸素運動，レジスタンストレーニングなど
　クールダウン：低い強度（速度）の歩行やストレッチングなどの整理体操など

〈有酸素運動〉

強度	強度			1回の持続時間（分）	頻度	
	% peak $\dot{V}O_2$	Karvonen係数（k値）	自覚的運動強度（Borg指数）		1日あたり（回）	1週あたり（日）
低強度負荷	20〜40％未満	0.3〜0.4未満	10〜12未満	5〜10	1〜3	3〜5
中強度負荷	40〜60％未満	0.4〜0.6未満	12〜13	15〜30	1〜2	3〜5
高強度負荷	60〜70％	0.6〜0.7	13	20〜60	1〜2	3〜7

〈レジスタンストレーニング〉

強度	強度設定		頻度		
	％最大1回反復重量（1RM）	自覚的運動強度（Borg指数）	1セットあたり（回）	1日あたり（セット）	1週間あたり（日）
低強度負荷	20〜30％	10〜11	8〜15	1〜3	2〜3
中強度負荷	40〜60％	11〜13	8〜15	1〜3	2〜3
高強度負荷	80％	13〜16	8〜15	1	2〜3

（注）％ peak $\dot{V}O_2$ および％1RMの％は，個人の実測値に対する値という意味．年齢から予測される基準値に対するものではないことに注意．

〔日本循環器学会・他：心血管疾患におけるリハビリテーションに関するガイドライン（2012年改訂版）．循環器病の診断と治療に関するガイドライン（2011年度合同研究班報告）：http://www.j-circ.or.jp/guideline/pdf/JCS2012_nohara_h.pdf（2017年6月閲覧）〕

　事例紹介では1RMの20％，1セット20回が可能な低強度の負荷で施行しました．腎機能の著明な増悪は認められませんでしたが，腎障害合併例に対するレジスタンストレーニングに対しては今後の検討が待たれます．

おわりに──連携の重要性

　CKDで心不全の患者さんの多くは多数の障害を抱えています．提示した症例も「リハ科」の他，「循環器内科」「糖尿病科」「腎臓内科」「呼吸器内科（睡眠時無呼吸）」に通院しています．内服内容の変更や運動中の体調の変化など，他部署との連携が重要です．

　心不全患者の運動療法においては，運動耐容能の向上とQOL向上が目的となります．超高齢社会を迎え心不全患者は増加し，さらに重複障害を抱え病態も多様になっています．目的を達成するために症例の背景を理解し障壁となる問題点を明確にして，個々の症例に応じた包括的リハを行うことが重要です．

（倉富暁子）

文献

1) Franciosa JA et al : Lack of correlation between exercise capacity and indices of resting left ventricular performance in heart failure. *Am J Cardiol* **47** : 33-39, 1981.
2) Miyashita T et al : Relation between exercise capacity and left ventricular systolic versus diastolic function at rest and during exercise in patients after myocardial infarction. *Coronary Art Dis* **12** : 217-225, 2001.
3) Wilson JR, Mancini DM : Factors Contributing to the exercise limitation of heart failure. *J Am Coll Cardiol* **22**(4 Suppl A) : 93A-98A, 1993.
4) Clark AL et al : Exercise limitation in chronic heart failure : Central role of the periphery. *J Am Coll Cardiol* **28** : 1092-1102, 1996.
5) 日本循環器学会・他：心血管疾患におけるリハビリテーションに関するガイドライン（2012年改訂版）．循環器病の診断と治療に関するガイドライン（2011年度合同研究班報告）：http://www.j-circ.or.jp/guideline/pdf/JCS2012_nohara_h.pdf（2017年6月閲覧）
6) Belardinelli R et al : Randomized, controlled trial of long-term moderate exercise training in chronic heart failure : effects on functional capacity, quality of life, and clinical outcome. *Circulation* **99** : 1173-1182, 1999.
7) 安達 仁：CPX・運動療法ハンドブック 心臓リハビリテーションのリアルワールド，改訂3版，中外医学社，2009，p89.
8) Radzewitz A et al : Exercise and muscle strength training and their effect on quality of life in patients with chronic heart failure. *Eur J Heart Failure* **4** : 627-634, 2002.
9) Pollock ML et al : AHA Science Advisory. Resistance exercise in individuals with and without cardiovascular disease : benefits, rationale, safety, and prescription : An advisory from the Committee on Exercise, Rehabilitation, and Prevention, Council on Clinical Cardiology, American Heart Association, Position paper endorsed by the American College of Sports Medicine. *Circulation* **101** : 828-833, 2000.

6 末梢動脈疾患患者の運動療法

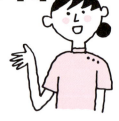

Point

- 保存期腎不全期から末梢動脈疾患（PAD）合併患者は増加している
- PADによる間欠性跛行を生じた症例には運動療法が推奨される
- PADにより足部潰瘍・感染がある場合には，関節可動域を拡大するための運動療法は感染拡大の恐れがあり注意する

事例紹介

症例 82歳，男性．

現病歴 慢性糸球体腎炎による慢性腎不全で20年前より血液透析を施行．杖歩行をしているが，ADLは自立している．心血管疾患がないことを確認後，透析開始前に下肢筋力トレーニングを開始した．

運動療法の内容
①座位でのエルゴメーター（20 w）
②セラバンドを用いた下肢のレジスタンストレーニング（左右各20回ずつ）
  ・膝の伸展と股関節の運動
  ・足関節の底屈運動
  ・股関節の屈曲運動
  ・下肢の開脚運動

運動は約3 METs に相当．セラバンドの色を変え，強度を徐々に強くする．

測定項目

6カ月間の運動療法前後で筋力および皮膚灌流圧（SPP）を測定した．

結果 表1．

考察

透析前の待ち時間を利用し，集団での運動療法を施行した．下肢筋力の改善とともにSPPの改善を得られた．比較的低負荷な運動でも末梢循環に対する改善作用があり，運動療法は高齢透析患者においても効果的である．また，患者の感想としては運動療法開始前より立ち上がりがスムーズになったという．患者同士のコミュニケーションも進み，個人での運動療法より集団での運動療法のほうが継続できる可能性がある．

表1 運動療法開始前と6カ月後の下肢筋力とSPPの変化

		運動療法開始前	運動療法6カ月後
大腿四頭筋進展筋力（Kgf）	右	7.6	12.5
	左	6.8	11.3
SPP（mmHg）	右足背	50	59
	右足底	43	69
	左足背	27	46
	左足底	40	53

はじめに

慢性腎臓病（CKD）患者は健常者と比較し，末梢動脈疾患（peripheral arterial disease；PAD）の合併頻度が高くなります．糖尿病だけでなく，腎不全自体がPADのリスクファクターとなっています[1]．

CKD合併PAD患者に対する運動療法のエビデンスは非常に乏しいのが現状です．しかし，実際に運動療法を行うと酸素利用率の改善が促され，酸素摂取量の増大につながります．CKD患者においてPADを早期に診断し，その重症化を抑える取り組みの1つが運動療法であることは間違いありません．

本項ではCKD合併PAD患者の疫学，特徴をまず述べたうえで，リハに関して，

間歇性跛行の段階と足部に組織欠損（潰瘍・壊疽）を伴う重症虚血肢（critical limb ischemia；CLI）に分けて考えます．

CKD 合併 PAD 患者の疫学

透析患者は透析に至るまでにすでに動脈硬化が進行していることが多く，当院の検討では導入期の透析患者の 25％ が PAD を有しており[2]，平均透析期間が 6.8 年の透析患者群では 41.4％ の患者が PAD を有していました[3]．そして脳血管障害の合併は，非 PAD 透析患者が 3.9％ であったのに対し，間歇性跛行または CLI を呈する患者では 37％ と高くなっていました[4]．PAD 患者では心血管障害の合併も増加しており，PAD を合併する場合には多血管病（polyvascular disease）ととらえ対応する必要があります．

透析導入となる以前の保存期腎不全の段階から，PAD 患者は増加します．日本の報告で，上腕足関節血圧比（ankle brachial pressure index；ABI）を測定した連続 583 人（平均年齢 68.1 ± 12.9 歳，411 人が男性）に対して，ABI が 0.9 未満を PAD と定義すると，PAD 患者は 60 人（10.3％）おり，ステージ G3 以上の CKD 患者が 192 人（32.9％）でした[5]．CKD ステージ G3 以上の患者のなかでは PAD は 17.2％ みられました．多変量解析では CKD ステージ G3 以上であることが PAD 合併の有意な独立したリスクファクターでした（OR 1.498，95％ CI 1.011–2.220，p＝0.044）．

以上のことから，保存期腎不全の段階ですでに PAD 合併患者は増加していると考えられ，ABI 等のスクリーニング検査を行い早期から PAD 合併の可能性について評価していく必要があります．

CKD 合併 PAD 患者の特徴

透析患者の PAD を含めた足病変の特徴を表 2 に示します[6]．足病変が進行し，潰瘍や壊死を呈する CLI になると治癒は困難であり，生命予後は不良です．血液透析患者の PAD の予後は悪く，CLI 患者ではさらに予後不良となります．ひとたび下肢大切断に至ると 1 年生存率が 51.9％，5 年生存率が 14.4％ と極めて予後不良です[7]．死亡に至る原因としては，敗血症を含む感染症と冠動脈疾患（coronary artery disease；CAD）や脳血管疾患（cerebrovascular disease；CVD）が多くなります．

透析患者は歩行距離が短く間欠性跛行など PAD の症状が出にくいため，多くは

表2 透析患者の足病変の特徴

- 膝関節以下の末梢動脈に下肢末梢動脈疾患（PAD）が起こることが多い
- 血管の石灰化が著明である
- 血管内治療やバイパス術が困難である
- 血管内治療で狭窄・閉塞が解除されても，すぐ再閉塞しやすい
- PADだけでなく，心血管障害・脳血管障害を合併しやすい
- 関節症などのため歩行距離が短く間欠性跛行の症状が出にくい
- 低栄養・免疫不全のため，創傷治癒が遅れる
- 体液過剰で浮腫を生じやすく，創傷治癒が遅れる
- 血液透析で除水するたびに末梢循環が悪化する可能性がある
- 尿毒症性物質の蓄積により掻痒感が強く皮膚の障害が起きやすい
- 足底の角化が著明で皮膚の亀裂を生じやすい
- まれに広範囲の細小血管の石灰化と閉塞による皮膚潰瘍を生じ，予後不良である calciphylaxis を発症する
- 重症下肢虚血（CLI）の透析患者では，救肢できても生存率は不良である
- CLIの透析患者の死因は，感染症と心血管障害によるものが多い

(日髙・他，2014)[6]

いきなりCLIが発症するようにみえます．そうなる前にABIや足趾上腕血圧比（toe-brachial pressure index；TBI），皮膚灌流圧（skin perfusion pressure；SPP）等のスクリーニング検査をしないと，水面下で進行しているPADを見落としてしまいます[3]．間歇性跛行を呈するPAD合併透析患者の予後は，2年生存率が93.3％と良好なため[8]，定期的にABI，TBI，SPPなどの検査を行い，早期診断に努める必要があります．

なお，注意すべき点として，一般的にスクリーニング検査のABIは0.9未満がPADと考えられることが多いのですが，特に透析患者の場合は血管石灰化が著しく，血管が硬いため，カットオフ値を0.9とすると特異度は高いのですが感度が落ちてしまいます．透析患者のABIの正常範囲は1.02～1.42と右に偏移しています[9]．

PAD患者に対するリハビリテーション

CKDあるいは透析患者に合併するPADに対しての運動療法のエビデンスはまだあまりありません．まず，PAD患者に対する運動療法に関して，間歇性跛行とCLIの状況に分けて考えます．

(1) 間歇性跛行を呈するPAD患者への運動療法

2005年4月の健康保険適用の拡大で，狭心症・心筋梗塞・開心術後の3疾患に加えて，大血管疾患（大動脈解離，大血管術後），慢性心不全，PADにもリハの適用が拡大されました．「心血管疾患におけるリハビリテーションに関するガイドライン2012年版」によると，PADによる間歇性跛行を生じた例には，特に禁忌のな

表3 慢性末梢動脈閉塞症に対する末梢血管リハビリテーション

クラスⅠ
1. 間歇性跛行への運動療法の適応は，客観的な虚血の証明と重症度判定を足関節上腕血圧比（ankle brachial pressure index：ABPI）測定で実施することが推奨される（エビデンスレベルB）
   併せて，病因とともに病態（病変の部位や狭窄度）の判定に，血管エコー検査，およびMRやMRA，CT検査等を使用することが推奨される（エビデンスレベルB）
2. 慢性末梢動脈閉塞症による間歇性跛行を生じた例には，特に禁忌のない限り運動療法，それも監視下運動療法が推奨される（エビデンスレベルA）運動強度の指定が望ましく，トレッドミルや自転車エルゴメータなどの機器を使用するが，ペースメーカ付きトラックなどの歩行でもよい（エビデンスレベルA）
   治療期間は，3カ月以上が推奨される（エビデンスレベルA）
3. 閉塞性動脈硬化症の診療に際しては，全身合併症や生命予後への配慮が必要であり，運動療法の適応に際しても重要臓器の合併症（特に虚血性心疾患）の有無に注意が必要である（エビデンスレベルB）
   併せて，閉塞性動脈硬化症には心血管合併症や死亡のリスク軽減に，抗血小板薬の使用が推奨される（エビデンスレベルA）

クラスⅡa
1. 監視下運動療法を行うのが困難な場合には，内服薬併用在宅運動療法を間歇性跛行治療に選択するのは妥当である（エビデンスレベルC）

〔日本循環器学会・他：心血管疾患におけるリハビリテーションに関するガイドライン（2012年改訂版），循環器病の診断と治療に関するガイドライン（2011年度合同研究班報告）：http://www.j-circ.or.jp/guideline/pdf/JCS2012_nohara_h.pdf を元に作成〕

い限り，運動療法，それも監視下運動療法が推奨（エビデンスレベルA）されています（**表3**)[10]．

　無症候性PAD患者は，性別，年齢，喫煙の有無，合併症で調整しても，歩行速度が遅く，立位バランスが不良であることが報告されています[11]．しかし，無症候性PADに対する運動療法が，運動機能やQOLを改善できるかについてはいまだ明らかになってはいません[12]．

　間歇性跛行に対する運動療法を安全に行うには，必ず先に全身性動脈硬化症の合併の有無を調べる必要があります[10]．世界44カ国が参加したREACH（Reduction of Atherothrombosis for Continued Health）registryにおける日本人5,193人のデータによると，PAD患者は全体の12.1％と，CADやCVD患者よりその頻度は低かったのですが，PAD患者の43.8％にCAD，CVD，あるいはその両者の合併を認めました[13]．このように，PAD患者では全身合併症や生命予後への配慮が必要であり，間歇性跛行の運動療法の適応に際しても重要臓器疾患（特に冠動脈疾患）の有無に注意が必要です．

(2) 間歇性跛行に対する運動療法の処方

①運動療法の適応と禁忌

　間歇性跛行症例に対しては，特に禁忌のない限り運動療法，それも監視下運動療

法が推奨されています[10,14]．監視下にて実施される歩行練習は，歩行距離を延長させるため，重症度が中等度以下の症例には第一選択として推奨されています．

禁忌としては，CLIおよび急性動脈閉塞，さらに全身状態として，不安定狭心症，有症状のうっ血性心不全，大動脈弁狭窄，慢性閉塞性肺疾患重症例，コントロール不能の重症糖尿病等が挙げられます．その他の虚血性心疾患や心不全を合併した場合には，該当する心臓リハプログラムを参考にして実施することが可能です．

②間歇性跛行に対する運動療法の処方

間歇性跛行には歩行トレーニングが推奨されています[10,12,15]．運動トレーニングは，①ウォームアップ，②歩行運動，③クールダウンの順番で，プログラムを作成して行います．代表的な運動様式はトレッドミルを使用した歩行で，運動強度は修正Borg指数で6〜8/10の下肢疼痛が生じるまで歩きます．メタアナリシスでも亜最大負荷が推奨されています．この強度で10分以上歩けるなら，速度を速くするか傾斜を強くします．そして，この運動・休息・運動のパターンを繰り返します．頻度は少なくとも週3回，1回当たりの運動時間30分以上を，6カ月継続します[12]．

③間歇性跛行に対する運動療法の効果

間歇性跛行に対する運動療法は，図1に示すように疼痛出現までの歩行距離（無痛歩行距離）を増加させる効果がメタアナリシスで証明されています[10]．また，運動療法は歩行距離の延長をもたらしQOLを向上するとともに，長期生命予後に対しても有用であるとの報告があります[16]．この研究は12週の監視下運動療法を完遂できた64人と完遂できなかった54人を，その後平均5.7年間観察した結果を比較したものです．この報告からわかるように，運動療法をいかに継続させるかという点も予後に大きく影響を与えます．患者さんのモチベーションを，どのように維持させるかということも重要な問題点です．

では，下肢血管内治療と運動療法を比較してみるとどうでしょうか．間歇性跛行患者に対して，「至適薬物療法のみの群」，「至適薬物療法＋監視下運動療法施行群」，「至適薬物療法＋ステントによる血管内治療群」の3群に分け，介入前と介入6カ月後においての最大歩行時間を比較したCLEVER研究があります[17]．それによると，「至適薬物療法＋監視下運動療法施行群」が他の2群に比較して最大歩行時間が最も延び，次が「至適薬物療法＋ステントによる血管内治療群」でした．このように，間歇性跛行に対する運動療法の効果は証明されています．

④運動療法の作用機序

虚血による跛行肢への運動療法の作用機序としては，図2のようなことが考え

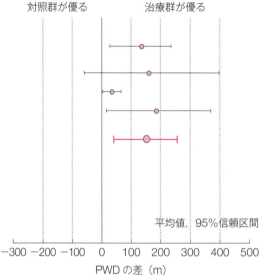

図1 間欠性跛行治療のメタアナリシス—運動療法の効果—

(Girolami B et al：Treatment of intermittent claudication with physical training, smoking cessation, pentoxifylline, or nafronyl: a meta-analysis. Arch Intern Med 159：337-345, 1999 を日本循環器学会・他：心血管疾患におけるリハビリテーションに関するガイドライン (2012年改訂版). 循環器病の診断と治療に関するガイドライン (2011年度合同研究班報告)：http://www.j-circ.or.jp/guideline/pdf/JCS2012_nohara_h.pdf が一部改変したものを引用）

られていますが，必ずしも明確には解明されていません．運動により局所の虚血が誘発され，その刺激で血管内皮増殖因子（vascular endothelial growth factor；VEGF）が増加し，血管新生が起こること，一酸化窒素合成酵素およびプロスタサイクリンが増加することにより血管内皮機能が改善すること，フリーラジカル減少による炎症の改善や筋代謝の改善などが報告されています[10,15]．

⑤腎機能障害者の運動療法

間欠性跛行症状のあるPADでCKDを合併している患者さんに対しての運動療法に関する報告はほとんどみられません．透析患者でPADのため間欠性跛行がみられている患者さんで，血管内治療を施行せず運動療法だけを6カ月間行うと，跛行出現速度が2.8 km/時から3.6 km/時に改善し，最大歩行速度が3.3 km/時から4.6 km/時に改善したという報告があります[18]．透析患者では普段から運動量が非常に少ないことが知られており，PADの有無にかかわらず運動療法の禁忌などがなければ積極的に運動を進める必要があります．

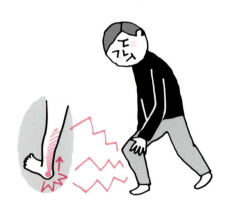

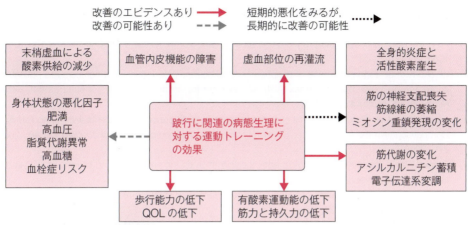

図2 運動療法の作用機序

〔TASC II Working Group 著,日本脈管学会編訳:下肢閉塞性動脈硬化症の診断・治療指針II,メディカルトリビューン,2007,pp1-109を日本循環器学会・他:心血管疾患におけるリハビリテーションに関するガイドライン(2012年改訂版).循環器病の診断と治療に関するガイドライン(2011年度合同研究班報告):http://www.j-circ.or.jp/guideline/pdf/JCS2012_nohara_h.pdf が一部改変したものを引用〕

(3) CLIに対するリハビリテーション

下肢潰瘍等の慢性創傷がある場合には,多くは運動療法が禁忌となります.足踵部潰瘍で特に感染を合併している場合には,足関節を動かすことで容易に感染がアキレス腱に沿って下腿へ波及してしまいます.したがって,創傷を伴う場合には関節可動域を拡大するための運動療法は十分注意する必要があります.

しかし,その一方で安静にしている過程で廃用症候群をきたしやすくもなります.最低限の歩行を許可するにせよ,潰瘍部に関しては荷重がかからないように免荷する目的で適切なインソールに変更するなど,個人に合わせたフットウエアが必要です.

おわりに

足病変が進行し,潰瘍や壊死をきたすと,それを治癒させるには集学的治療を必要とします.しかし,治癒は困難で,生命予後も不良です.そのためには,何よりもPADの早期発見および治療介入が患者さんの予後改善につながります.早期診断を行い,フットケア,フットウエア,栄養,リハの介入も他の薬物治療同様非常に重要です.

(日髙寿美,小林修三)

文献

1) O'Hare AM et al：Renal insufficiency and the risk of lower extremity peripheral arterial disease：Results from the Heart and estrogen/progesterone replacement study (HERS). *J Am Soc Nephrol* **15**：1046-1051, 2004.
2) Ishioka K et al：High prevalence of peripheral arterial disease (PAD) in incident hemodialysis patients：screening by ankle-brachial index (ABI) and skin perfusion pressure (SPP) measurement. *Renal Replacement Therapy* **4**：27, 2018.
3) Okamoto K et al：Peripheral arterial occlusive disease is more prevalent in patients with hemodialysis：Comparison with the findings of multidetector-row computed tomography. *Am J Kidney Dis* **48**：269-276, 2006.
4) Ohtake T et al：Impact of lower limb's arterial calcification on the prevalence and severity of PAD in patients on hemodialysis. *J Vasc Surg* **53**：676-683, 2011.
5) Yamasaki S et al：Association between estimated glomerular filtration rate and peripheral arterial disease. *J Cardiol* **66**：430-434, 2015.
6) 日髙寿美, 小林修三：透析医療現場におけるフットケア. *Medicament News* **2176**：11-12, 2014.
7) Aulivola B et al：Major lower extremity amputation：outcome of a modern series. *Arch Surg* **139**：395-399, 2004.
8) 岡 真知子・他：間歇性跛行を呈する維持血液透析 PAD 患者の予後. 日下肢救済足病会誌 **2**：65-69, 2010.
9) 日本透析医学会：血液透析患者における心血管合併症の評価と治療に関するガイドライン第8章 末梢動脈疾患. 日透析医学会誌 **44**：337-425, 2011.
10) 日本循環器学会・他：心血管疾患におけるリハビリテーションに関するガイドライン（2012年改訂版）. 循環器病の診断と治療に関するガイドライン（2011年度合同研究班報告）：http://www.j-circ.or.jp/guideline/pdf/JCS2012_nohara_h.pdf
11) McDermott MM et al：Asymptomatic peripheral arterial disease is independently associated with impaired lower extremity functioning：the women's health and aging study. *Circulation* **101**：1007-1012, 2000.
12) Society for Vascular Surgery Lower Extremity Guidelines Writing Group：Society for Vascular Surgery practice guidelines for atherosclerotic occlusive disease of the lower extremities：Management of asymptomatic disease and claudication. *J Vasc Surg* **61**：2s-41s, 2015.
13) Yamazaki T et al：Prevalence, awareness and treatment of cardiovascular risk factors in patients at high risk of atherothrombosis in Japan — Results from domestic baseline data of REduction of Atherothrombosis for Continued Health (REACH) Registry. *Circ J* **71**：995-1003, 2007.
14) TASC II Working Group 著, 日本脈管学会編訳：下肢閉塞性動脈硬化症の診断・治療指針 II, メディカルトリビューン, 2007.
15) 河辺信秀・他：下肢慢性創傷患者のリハビリテーション—歩く足を守るために. 日下肢救済足病会誌 **7**：113-120, 2015.
16) Sakamoto S et al：Patients with peripheral artery disease who complete 12 week supervised exercised training program show reduced cardiovascular mortality and morbidity. *Circ J* **73**：167-173, 2009.
17) Murphy TP et al：Supervised exercise versus primary stenting for claudication resulting from aortoiliac peripheral artery disease. Six-month outcomes from the claudication：Exercise versus endoluminal revascularization (CLEVER) study. *Circulation* **125**：130-139, 2012.
18) Fabbin F et al：Exercise training in peripheral vascular arterial disease in hemodialysis patients：A case report and a review. *J Nephrol* **19**：144-149, 2006.

食事療法の実際

1 保存期CKD患者の食事療法

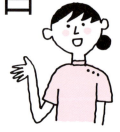

Point

- 低たんぱく食の成功には十分なエネルギー摂取が重要
- 摂食嚥下障害者でも毎日のトレーニングが効果的
- 慢性腎臓病と糖尿病性腎症の違いは3～4期の食事

事例紹介

症例① エネルギー補給により体重減少が止まり体重回復に伴い腎障害が改善した症例

症例 70歳,女性.CKD4期(G4).

原疾患 慢性糸球体腎炎,腎硬化症.

性格 大変まじめで几帳面な性格.

生活歴 一人暮らし,活動は特になく友人と会話をする程度.

経過 栄養指導2回実施.指示されたたんぱく質を守った食事にしすぎたあまりエネルギー摂取量が低下して徐々に体重減少(3kg/6カ月)を認めたため,再度栄養指導を開始した.

経過を図1に示す.身長152cm,体重46kg(指導開始時49kg),eGFR 20 → 11 ml/1.73 m^2/分.

栄養指示量 1,500 kcal,Pro 30～35 g,食塩6 gであった.摂取たんぱく質量は遵守できていたが,エネルギー摂取量が1,200～1,300 kcal程度にとどまり体重減少につながった.そこで,補食や調理上の工

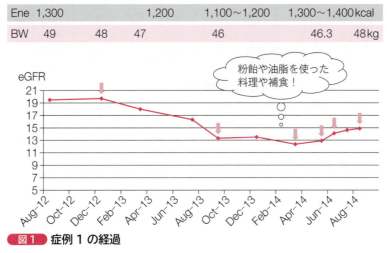

図1 症例1の経過

夫 (低甘味の粉飴や油脂類を用いた調理法等の指導) により体重改善とともに腎機能も軽度改善を認めることができた.

再栄養介入後, BW 46 → 48 kg, eGRF 25 → 32 ml/1.73 m²/分となった.

症例② 連日, 食事介助を行い栄養摂取が可能となった症例―摂食トレーニングの重要性を知った筆者の原点となった症例

症例 72歳, 女性.

経過 糖尿病性腎症にて透析導入目的で入院したが, 入院直後に心筋梗塞を発症し緊急手術となった. 術後の回復が長引きICUにて持続透析となり, 栄養は輸液管理から始まり, 術後1カ月後より昼食のみゼリー食を開始したが, 食思の改善が得られなかった.

その当時ICUでは言語聴覚士 (ST) の関与もなく, 看護師が合間をみて食事介助する程度であった. その後一般病棟に転棟したが, 非透析日の昼食のみSTによる訓練だったため遅々として改善がみられなかった. そこで, チームで検討した結果, 看護師と管理栄養士による食事介助を開始した (図2, 3). 週2回から21回の訓練に変更したところ, 著しい改善がみられ1カ月後には自分で食事ができるまでになり, 栄養状態の改善が図れた. 訓練は繰り返し行うことに意義があることを体感した症例である.

		日曜日	月曜日	火曜日	水曜日	木曜日	金曜日	土曜日
改善前	朝食	高流	高流	高流	高流	高流	高流	高流
	昼食	高流	高流	嚥下食	高流	嚥下食	高流	高流
	夕食	高流	高流	高流	高流	高流	高流	高流

高流：テルミール®2.0α

（主治医・看護師とのミーティング）

【問題リスト】
・嚥下訓練を連日行えない
・嚥下機能回復に時間を要している

【対策】
一定のレベルまで嚥下機能が回復すれば，看護師による食事介助は可能と判断し，連日の経口摂取に変更

		日曜日	月曜日	火曜日	水曜日	木曜日	金曜日	土曜日
改善後	朝食	嚥下食	嚥下食	嚥下食	嚥下食	嚥下食	嚥下食	嚥下食
	昼食	嚥下食	嚥下食	嚥下食	嚥下食	嚥下食	嚥下食	嚥下食
	夕食	嚥下食	嚥下食	嚥下食	嚥下食	嚥下食	嚥下食	嚥下食

図2 嚥下訓練メニュー

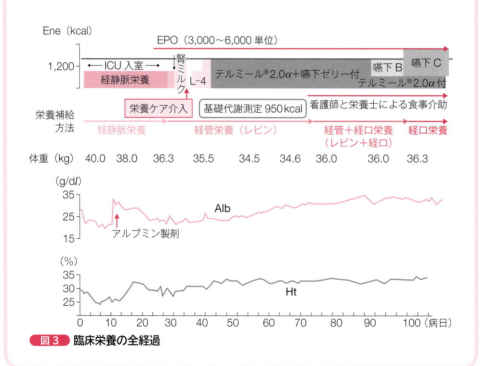

図3 臨床栄養の全経過

はじめに

　2012年に日本腎臓学会から慢性腎臓病（CKD）の重症度分類（表1）が提示され，これを受けて食事指針も改変され，2014年に『慢性腎臓病に対する食事療法基準2014年版』が発行されました．時を同じくして2014年に日本糖尿病学会ならびに日本腎臓学会から「糖尿病性腎症」の病期分類（表2）とともに食事に関する指針も示されました．

表1　CKDの重症度分類

原疾患	蛋白尿区分		A1	A2	A3
糖尿病	尿アルブミン定量（mg/日） 尿アルブミン/Cr比（mg/gCr）		正常 30未満	微量アルブミン尿 30〜299	顕性アルブミン尿 300以上
高血圧 腎炎 多発性嚢胞腎 腎移植 不明 その他	尿蛋白定量（g/日） 尿蛋白/Cr比（g/gCr）		正常 　 0.15未満	軽度蛋白尿 　 0.15〜0.49	高度蛋白尿 　 0.50以上
GFR区分 （mL/分/ 1.73 m²）	G1	正常または高値	≥90		
	G2	正常または軽度低下	60〜89		
	G3a	軽度〜中等度低下	45〜59		
	G3b	中等度〜高度低下	30〜44		
	G4	高度低下	15〜29		
	G5	末期腎不全（ESKD）	<15		

重症度は原疾患・GFR区分・蛋白尿区分を合わせたステージにより評価する．CKDの重症度は死亡，末期腎不全，心血管死亡発症のリスクを■のステージを基準に，，■の順にステージが上昇するほどリスクは上昇する．

（KDIGO CKD guideline 2012を日本人用に改変）（日本腎臓学会編：CKD診療ガイド2012，東京医学社，2012，p3）

表2　糖尿病性腎症病期分類（改訂）とCKD重症度分類との関係

アルブミン尿区分		A1	A2	A3
尿アルブミン定量 尿アルブミン/Cr比 （mg/gCr）		正常アルブミン尿 30未満	微量アルブミン尿 30〜299	顕性アルブミン尿 300以上 （もしくは高度蛋白尿） （0.50以上）
GFR区分 （ml/分/ 1.73 m²）	≥90 60〜89 45〜59 30〜44	第1期 （腎症前期）	第2期 （早期腎症期）	第3期 （顕性腎症期）
	15〜29 <15	第4期（腎不全期）		
	（透析療法中）	第5期（透析療法期）		

（糖尿病性腎症合同委員会，2014）[2]

表3 慢性腎臓病の食事指針

ステージ分類	エネルギー(kcal/kg)	たんぱく質(g/kg)	食塩(g)	カリウム(mg)
G1	25〜35	過剰摂取はしない	3≦ <6	制限なし
G2		過剰摂取はしない		制限なし
G3a		0.8〜1.0		
G3b		0.6〜0.8		≦2,000
G4		0.6〜0.8		≦1,500
G5		0.6〜0.8		≦1,500

(日本腎臓学会, 2014)[1]

表4 糖尿病性腎症の食事指針

病期	eGFR (ml/分/1.73m^2)	エネルギー量 (kcal/kg/日)	たんぱく質 (g/kg/日)	食塩* (g/日)	カリウム (g/日)
第1期 (腎症前期)	≧30	25〜30	1.0〜1.2	*高血圧があれば6g未満	制限せず
第2期 (早期腎症)	≧30	25〜30	1.0〜1.2	*高血圧があれば6g未満	制限せず
第3期 (顕性腎症期)	≧30	25〜30	0.8〜1.0	6g未満	制限せず 高K血症あれば<2.0
第4期 (腎不全)	30>	30〜35	0.6〜0.8	6g未満	<1.5
第5期 (透析療法期)	透析療法に準ずる				

(糖尿病性腎症合同委員会, 2014)[2]

慢性腎臓病と糖尿病性腎症の食事指針からみる差異

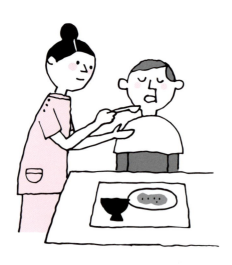

CKDの食事療法基準を表3に，糖尿病性腎症の食事指針を表4[2]に示します．

CKDは主として腎機能に応じてたんぱく質を中心に食事調整が示されているのに対し，糖尿病では腎症1〜3期まではアルブミン尿の量（A1〜A3）に応じて分類されている点が大きく異なります．

特に腎機能がG3期（GFR 30〜45 ml/分/1.73 m^2）でエネルギー量・たんぱく質量が異なる点が特徴です．

表5 減塩食の工夫

減塩食の調理上の工夫
① 香りや風味のよい香味野菜の活用
　柚・山椒・みょうが・しそ・木の芽・シナモンなど
② 香辛料の活用
　カレー粉・こしょう・七味・わさび・ラー油・唐辛子など
③ 酸味の活用
　酢の物，レモン・スダチ・三杯酢・二杯酢などで調味する
④ 減塩調味料の活用
　醤油・味噌・塩・ケチャップ・ドレッシング・合わせ酢等
⑤ 煮込み料理より表面にかける（餡かけや味噌かけ等）ほうがおすすめ
　表面に味つけする
⑥ 煮物より焼き物や揚げ物がおすすめ料理
⑦ 塩蔵品や加工食品は控え，生の素材を生かす
⑧ インスタント食品のスープ類は半量が目安
⑨ 旨みのあるだしの活用
⑩ 塩味は1品に重点的につける

食べるときの工夫
① 漬物は控える
② スープや煮出し汁は飲まずに残す
③ 外食は控えるよう努める．特に寿司や丼物等の回数を減らす
④ かけ醤油よりつけ醤油がおすすめ

食事療法の実際

(1) エネルギー量の設定

標準体重の算定を行うことから始めます．

標準体重 (kg) = 身長 $(m)^2 \times 22$

BMI = 現体重/身長 $(m)^2$

（判定：BMI 18.5 未満＝痩せ，18.5〜25＝標準，25 以上＝軽度肥満）

対象となる患者さんの体重が標準体重または BMI から判定して痩せていれば標準体重を目標に体重当たり 30〜35 kcal，標準体重域なら 30 kcal，肥満傾向にあれば 25〜30 kcal で設定します．

(2) 食塩量の設定

食塩量はガイドラインでは 3〜6 g が推奨されています．

CKD においては減塩食が最も効果があるといわれており，その効果は証明されています．減塩食の工夫については表5 に示します．

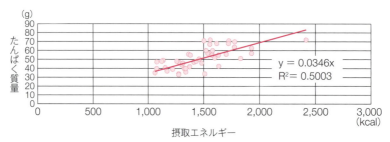

図4 摂取エネルギー量とたんぱく質量の関係

(3) たんぱく質の設定

腎機能に応じて体重当たり0.6～1.2 gの範囲で提唱されています．しかし，いまだ低たんぱく食の長期予後に関する明確な報告は示されておらず議論が残ります．最近では，高齢者のフレイルやサルコペニアが取り上げられ末期腎不全でも極端な低たんぱく食は好ましくないのではないかという声も聞かれます．いずれにせよたんぱく質は窒素（N）源となるもので，たんぱく制限食は血液中の尿素窒素に反映されることにより尿毒症性物質となる窒素の抑制に必須と考えられています．

CKD患者が直面する問題は，たんぱく制限の一方でエネルギー不足が懸念されることです．筆者らの調査でも摂取エネルギー量とたんぱく質量は正の相関にあり，たんぱく質の制限により摂取エネルギー量も低下する傾向にありました（図4）．

そこで，エネルギーをより効果的に確保するための「治療用特殊食品」[3]があります．これは特に主食となるごはん・麺・パン類などをたんぱく調整食品に置き換えることができ，容易にエネルギーを確保しながらたんぱく質を減量できる食品です．最近は，商品開発も進み食べやすくなっています．食品構成例を図5に示します．

(4) カリウム（K）について

腎機能が30％以下になると大半の患者さんが「高K血症」をきたしやすくなります．Kは食物の細胞膜に内在するため，細胞膜を壊すことによりKを減量することができます．膜の壊し方には以下のようなものがあります．

・細かく裁断して流水に漬けることにより半分以下に減量できる．
・たっぷりのお湯でゆでることによりさらに減量できる．
・そして，よく絞ることでさらに2割程度まで減量できる．

この方法は，主に野菜を中心に行われますが，果実などについては，缶詰を利用することで1/3以下に減量できます．ただし，シロップにはKが流出しているの

主な栄養素		代表食品	通常食品 食品目安量	低たんぱくごはん 食品目安量
たんぱく質を含む食品	炭水化物	主食 食パン	180 g×3	低たんぱくごはん
		ごはん		
		芋類	80 g	80 g
		果物	50 g	50 g
	たんぱく質	主菜 魚	30 g	60 g
		肉	20 g	40 g
		卵	50 g	50 g
		豆腐	50 g	50 g
		牛乳	100 g	100 g
	ミネラル ビタミン	副菜 緑黄色野菜	300 g	300 g
		淡色野菜		
		きのこ・海草		
		たんぱく質を含む食品	1,300 kcal	1,380 kcal
補給食品 エネルギー		でんぷん・砂糖	80 g	60 g
		油	40 g	40 g
		たんぱく質を含まない食品	700 kcal	620 kcal
		動物性たんぱく質比（％）	42	69

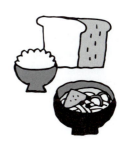

図5 たんぱく質 30 g，エネルギー 1,800 kcal 食の食品構成
通常食品とたんぱく調整食品を用いたときの比較．

で飲まないこと．

(5) リン（P）について

　P はたんぱく摂取量と相関しているため，たんぱく質の摂取を控えることで当面は問題はありません．しかし，ハムやちくわなどには，無機 P（食品添加物）が含まれているので，これら加工食品の摂取が多くなると血清 P 高値となることがあるので注意します．

(6) 水分について

　保存期では，厳しい制限をする必要はありません．しかし，ネフローゼ状態で低 Alb 血症状態のときには，むくみやすくなるため尿量に応じて飲水を調整します．

　特にむくみのない場合には，できるだけ尿量が維持できるほうが体液管理が容易なので水分摂取を促します．

おわりに

　以上，保存期CKD患者の食事療法について述べました．原疾患や合併症の有無，食事摂取状況などを確認し，栄養アセスメントを繰り返しながら食事指導を行うことが最も重要です．ガイドラインに縛られすぎることなく，患者さんの生活全般を把握しながらADLの確保を最優先して栄養指導を行いましょう．

（市川和子）

文献

1) 日本腎臓学会編：慢性腎臓病に対する食事療法基準2014年版，東京医学社，2014.
2) 糖尿病性腎症合同委員会：糖尿病性腎症病期分類2014の策定（糖尿病性腎症病期分類改訂）について．透析会誌 **47**：415-419, 2014.
3) 黒川 清監：治療用特殊食品．腎臓病食品交換表 第9版 治療食の基準，医歯薬出版，2016, pp82-89.

2 透析患者の食事療法

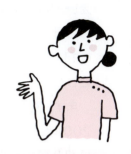

> **Point**
> - 透析患者の栄養療法の基本は必要十分なエネルギーとたんぱく質の摂取，そして食塩・水分・K・Pの制限

事例紹介

症例 75歳，男性．

既往歴 60歳時高血圧症．64歳時うっ血性心不全．

現病歴 脳出血の後遺症で右片麻痺，車椅子生活であった．X年1月，インフルエンザをきっかけに，食欲不振となり血液透析（HD）日に提供されていた透析食が食止めとなった．週2回のデイサービスでの昼食もほとんど食べない状態となり，HD日の摂取エネルギーは，それまでの1,000〜1,200 kcal/日から600 kcal/日と低下した．

身体所見 身長154 cm，DW 44 kg，体重増加 −0.1 kg，BMI 18.6 kg/m^2，IBW 52 kg，血圧 150/75 mmHg．

検査データ BUN 43 mg/dl，K 4.2 mEq/l，P 3.5 mg/dl，補正Ca 8.9 mg/dl，CRP 0.1 mg/dl．

透析導入日 X−7年12月29日．透析歴：9年．

経過 非HD日は，ご飯（80 g×2回），里芋やかぼちゃをつぶしてなめらかにしたもの30 g，人参やトウモロコシのフレークを牛乳で溶いたもの50 g，バナナ1/3本，白身魚1/2切れ，間食はプリンやゼリー，

カステラなどを食べていた（600 kcal 程度）．

全体の目標は食事から 800 kcal（16 kcal/IBW/日），経静脈的栄養補充療法（Intradialytic parenteral nutrition；IDPN）より 500 kcal の合計 1,300 kcal（25 kcal/IBW/日）とした．たんぱく質は 30～40 g/日（0.6～0.8 g/kg/日），P と K はデータの推移を経過観察することとした．

まず，食事からのエネルギー不足に対応するため，経腸栄養剤（125 m*l*，200 kcal，たんぱく質 7.5 g）を 2 本飲むように勧め，2 本のうち 1 本は HD 日の昼に持参するように家族に話した．この時点で HD 中に IDPN が（50％グルコース 20 m*l*×5 筒＋アミノ酸製剤 4 袋，KC-L20Eq キット 0.5 筒）入っていた．

2 カ月後，昼食の様子を観察していると，経腸栄養剤をあっという間に飲み干していた．これをきっかけに「もう少し摂取エネルギー量を増やせるかもしれない」と思い，医師，看護師に相談し，昼食用に家からおにぎりを持参してもらうことにした．おにぎりは本人が食べやすいように 15 g×3 個とし，切ったカステラと離水しない水分ゼリーを HD 日の昼に管理栄養士が食事介助を行い食べさせた．

最初おにぎりを食べるのに 30 分以上要したが，日を追うごとに時間が短くなった．食事量が増えるに従って IDPN は減量された．

X 年 4 月，言語聴覚士（ST）が嚥下評価を行った．その結果，「咽頭期に著明な低下はなし．取り込み後の舌，顎の動きは乏しく，食塊形成をほとんど行わないまま送り込んでいる．ゼリーで流し込んで丸のみ状態のこともあるが，目立った咽頭残留は認めず，口腔期低下の影響が大きい印象」と評価した．ST から食前体操を教わり，実施後食事を食べさせた．7 月，経腸栄養剤を飲み残すようになり，食後にはしゃっくりをするようになった．また流涎が多くなり，ST より「おにぎりは丸のみなので恐い」とのことで医師，看護師と相談．おにぎりは中止し，経腸栄養剤のみとなった．

HD 日の昼食分を家の食事で補充するために，嚥下の評価を ST に再度行ってもらい，その評価をもとに嚥下調整食学会分類 2013 より嚥下ピラミッド 2～3（図 1）に相当する食事を家で用意してもらった．主食はゼリー粥，魚や肉のおかず（スマイルケア食[1]，黄 3）．野菜のおかずは今までどおり野菜フレークを牛乳で溶いたもの，芋やかぼちゃを潰したもの，

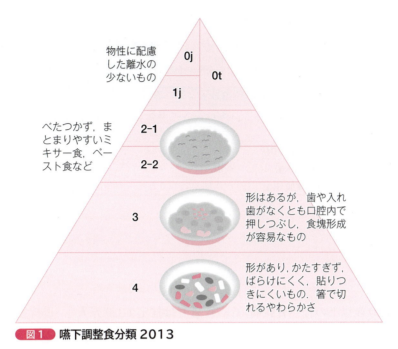

図1 嚥下調整食分類2013

ゼリー状のもの．間食にプリンやゼリー，ヨーグルトとした．
　現在，HD日はゼリー粥100g×2回，魚や肉はスマイルケア食・黄3のもの，野菜のおかず（里芋やかぼちゃのペースト），経腸栄養剤2本，間食にプリンやゼリーである．
　非HD日はゼリー粥100g×3回，魚や肉はスマイルケア食・黄3のもの，野菜のおかず（HD日と同じ），プリン，ゼリー，バナナを潰したものなどを食べ，エネルギーは食事から1,000～1,100kcal，たんぱく質は30～40gである．この2年半でDWは44kgから一時45kgまで増加したが，現在42kgである（表1）．
　HD中のIDPNは食事の量によって増減はあるが現在も継続で使用されている．家族が患者をとても大切に思い，管理栄養士を含めたコメディカルスタッフと一緒に患者に対して食べさせる努力を惜しまず，食事を用意し，その愛情が本人に伝わり食べ続けてもらえたことが大きかった症例である．

表1 データの推移

	X年2月	X+1年4月	X+2年2月
BUN(mg/dl)	43	54	46
K(mEq/l)	4.2	4.2	4.3
P(mg/dl)	3.5	5	4.3
補正Ca(mg/dl)	8.9	8.6	8.9
Alb(g/dl)	3.1	3.5	3.7
CRP(mg/dl)	0.1	0.12	0.19
DW(kg)	44	45	42.5
体重増加(kg)	−0.1	1.5	1.4

はじめに

日本の20歳以上の慢性腎臓病（CKD）患者は推定1,320万人[2]，透析患者は2015年12月現在32万人を超え[3]，末期腎不全患者を増やさないことが急務となっています．高齢CKD患者の増加により，サルコペニア，フレイルの問題も取り上げられ栄養管理は一層重要となってきています．

透析患者の食事摂取基準

血液透析患者および腹膜透析患者における食事療法基準は，日本腎臓学会のガイドライン「慢性腎臓病に対する食事療法基準2014年版」に示されています（表2）[3]．血液透析患者の食事の基本は，必要十分なエネルギーと適切なたんぱく質の摂取，

表2 CKDステージによる食事療法基準

ステージ 5D	エネルギー (kcal/kgBW/日)	たんぱく質 (g/kgBW/日)	食塩(g/日)	水分 (ml/日)	カリウム (mg/日)	リン (mg/日)
血液透析 （週3回）	30〜35 [注1,2]	0.9〜1.2 [注1]	<6 [注3]	できるだけ少なく (15ml/kgDW/日)	≦2000 [注2]	≦たんぱく質(g)×15
腹膜透析	30〜35 [注1,2,4]	0.9〜1.2 [注1]	PD除水量(l)×7.5 + 尿(l)×5	PD除水量+尿量	制限なし [注5]	≦たんぱく質(g)×15

kgDW：ドライウエイト（透析時基準体重）
PD：腹膜透析

注1) 体重は基本的に標準体重（BMI=22）を用いる．
注2) 性別，年齢，合併症，身体活動度により異なる．
注3) 尿量，身体活動度，体格，栄養状態，透析間体重増加を考慮して適宜調整する．
注4) 腹膜吸収ブドウ糖から糖からのエネルギー分を差し引く．
注5) 高カリウム血症を認める場合には血液透析同様に制限する．

（日本腎臓学会編：慢性腎臓病に対する食事療法基準2014年版，東京医学社，2014，p564より引用）

そして食塩，水分，カリウム（K），リン（P）の制限です．個々人に合わせた必要十分なエネルギーの確保は体蛋白の異化亢進阻止に働くため，栄養療法の基本となります．一方，腹膜透析の食事療法の基本（表2）[4]は摂取エネルギー30〜35 kcal/日，たんぱく質0.9〜1.2 g/kgBW/日，食塩は個々の尿量，除水量を勘案して決定します（ナトリウム除水量の実測が有用）．目安として「残存腎機能あり」が〔PD除水（l）×7.5 g〕＋〔残腎尿量1 l につき5 g追加〕，「残存腎機能なし」が上限7.5 g/日であり，水分はPD除水量＋残腎尿量，となっているので，こちらも参考にして患者さんの目標を設定してください[4]．どちらもあくまでガイドラインであるため，個々の患者さんに合わせることが必要です．

炭水化物・たんぱく質・脂質の摂取

日本人の食事摂取基準（2015年版）のエネルギー指標は，エネルギー摂取量および消費量のバランス（エネルギー収支バランス）の維持を示す指標として，体格指数（body mass index；BMI）を採用することとしました（表3）[5]．

透析患者のBMIと生命予後について，日本透析医学会によると，透析患者はBMIが小さいほど生命予後が悪く，BMIが大きいほど生命予後が良好という報告があります（図2）[6]．しかし実際，透析患者のエネルギー量は，健常者と同じように，年齢，性別，身体活動レベルを勘案して設定し，食事指導後，BMIを観察しながら確認し，経時的に評価しつつ調整を加えることが勧められます[5]．

透析食のエネルギー産生栄養素の配分を図3に示しました．目標摂取量から換算すると炭水化物62〜67％，たんぱく質12〜14％，脂質20〜25％の割合になります．健常者の蛋白合成は同化ですが，透析患者の場合，異化亢進傾向にあるため，エネ

表3　目標とするBMIの範囲（18歳以上）[*1, 2]

年齢（歳）	目標とするBMI（kg/m^2）
18〜49	18.5〜24.9
50〜69	20.0〜24.9
70以上	21.5〜24.9 [*3]

*1　男女共通．あくまでも参考として使用すべきである．
*2　観察疫学研究において報告された総死亡率が最も低かったBMIを基に，疾患別の発症率とBMIとの関連，死因とBMIとの関連，日本人のBMIの実態に配慮し，総合的に判断し目標とする範囲を設定．
*3　70歳以上では，総死亡率が最も低かったBMIと実態との乖離がみられるため，虚弱の予防及び生活習慣病の予防の両者に配慮する必要があることも踏まえ，当面目標とするBMIの範囲を21.5〜24.9とした．

（厚生労働省）[5]

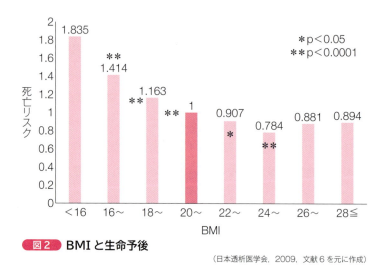

図2 BMIと生命予後

(日本透析医学会，2009，文献6を元に作成)

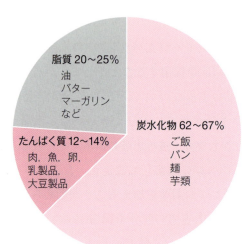

図3 透析食のエネルギー産生栄養素エネルギー比率

ルギー源は主食を主体とした，ご飯やパン，麺などで十分に摂取することが望ましく，菓子類や砂糖類などでの摂取はできるだけ避けるようにします．また，透析中は透析液にアミノ酸・たんぱく質が漏出し，異化亢進の原因となるため，1日の食事のたんぱく質に占める動物性たんぱく質が少なくならないように考慮し，アミノ酸スコアの高い食品[7]を食べるようにします．脂肪については健常者と同じ割合です．

食塩・水分の摂取

腎機能が廃絶した透析患者は，ナトリウム（Na）保持機能がなく，食塩を過剰に摂取すると体液管理が困難になります．食塩の過剰摂取により血液中のNa濃度が

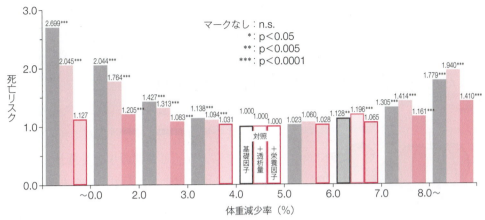

図4 体重減少率（増加率）と生命予後

（日本透析医学会, 2009）[6]

上昇し血漿浸透圧が上昇するため，口渇が起こり，飲水量が増え体重増加につながります．また，体液の増加を助長し，血圧コントロールも不良になります．そのため，水と食塩は一体として考えなければなりません．透析間体重増加の上限をドライウエイト（DW）の3～5％とするとよいでしょう．

透析間体重増加が多くても少なくても生命予後が不良となるため，食塩・水分管理は最も重要です（図3）[6]．減塩の具体案としては，漬物，干物，塩蔵品，加工食品などを控え，調味料に含まれる食塩量にも注意をします．水分は飲水量ばかりでなく，果物，粥，豆腐などの食品に含まれる水分量にも注意が必要です．運動後の水分補給は水が適しており，経口補水液は，KやNaが多くなるため，猛暑の時の水分補吸といった特別な場合とします．

なお，「慢性透析患者の食事療法基準」によると，食塩の目標値は，「透析患者は特殊な病態であるため，食塩摂取6g/日未満を原則とするが，尿量，身体活動，体格，栄養状態，透析間体重増加を考慮して適宜調整する」という注釈が加えられました[8]．

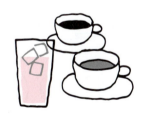

カリウム（K）の摂取

透析患者の高K血症は不整脈等の合併症が起こるため，Kの多い食品の過剰摂取は避けます．特にたんぱく質摂取と相関関係にあるため，主菜となる肉や魚などを過剰に摂取しないことが有効です．またKは，緑黄色野菜類，芋類，果物類に

も多く含まれます．特に干し柿などのドライフルーツには多く含まれています．Kの多い食品を表4に示しました．これは100g当たりの数値で，食べるときには実際に食べる量に換算します．また，体蛋白の異化亢進時にもKが上昇することがあるため，日頃からエネルギーを十分摂取することが重要です．

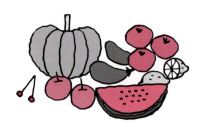

最近は，栽培方法の工夫によりKを少なくした野菜や果物も出回っているので利用するのもよいでしょう．可食部の生育を維持しつつ，Kの施肥量を制限することで，K含有量の少ない野菜や果物の栽培方法を確立したため生産できたものです[9]．

リン（P）・カルシウム（Ca）の摂取

透析患者特有の合併症に二次性副甲状腺機能亢進症，異所性石灰化などがあります．それはP・Ca代謝異常に起因します．たんぱく質の多い食品にはPも多く含まれており[10,11]，たんぱく質摂取量とP摂取量には相関関係があります（図5）．そのため高P血症抑制には，過剰なたんぱく質摂取を避けることが重要です．肉類，魚介類，卵類，乳製品，納豆や豆腐などのたんぱく質にはPが多く含まれています（表5）．しらす干しやししゃものようにその小魚の小骨や内臓を食べる場合は特に摂取するPの量が多くなります．また，Pには，食品由来の有機リンと食品加工の際添加される無機リンがあり，生物学的利用率は，食品由来のP 20〜60％，無機リンは100％と考えられています[12]．加工食品に偏った食事はPが高くなりやすいため注意が必要です．

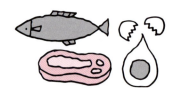

その他にP吸着薬の飲み忘れや透析量の不足もPが高くなりやすいので確認が必要です．

Caについては，透析液のCa濃度を調節し，活性型D_3製剤と合わせ調節しているため，食品からのCa摂取の意義は小さくなります．

食物繊維の摂取

食物繊維の多い食品は野菜，果物，きのこ類，海藻類です．しかし，透析食ではK制限があるためこれらの食品が少ない食事になりがちです．そのため便秘の原因にもなっています[13]．食物繊維は2種類（不溶性食物繊維と水溶性食物繊維）あり，

表4 カリウムが多く含まれる食品

分類	食品名	100g当り(mg)	分類	食品名	100g当り(mg)
芋類	さつまいも	480	きのこ類	ぶなしめじ	380
	さといも	640		まいたけ	230
	じゃがいも	410		マッシュルーム	350
	ながいも	430	藻類	焼きのり	2400
豆類	あずき(ゆで)	460		刻み昆布	8200
	いんげんまめ(ゆで)	470		ほしひじき	6400
	大豆(ゆで)	530		生わかめ	12
	きなこ	2000	魚介類	まあじ	360
	糸引き納豆	660		あゆ	370
種実類	アーモンド	740		まいわし	270
	カシューナッツ	590		うなぎのかば焼き	300
	甘ぐり	560		しらす干し(微乾燥品)	210
	落花生(いり)	770		めかじき	440
野菜類	おかひじき	680		かつお	430
	えだまめ(ゆで)	490		きんめだい	330
	西洋かぼちゃ	450		しろさけ	350
	カリフラワー	410		まさば	330
	ごぼう	320		さわら	490
	こまつな	500		さんま	200
	たけのこ	520		まだら	350
	トマト	210		ぶり	380
	スイートコーン(とうもろこし)	290		くろまぐろ	380
				かき	190
	洋種なばな(菜の花)	410		ほたてがい	310
	にら	510		くるまえび	430
	にんじん	270		毛がに	340
	ブロッコリー	360		するめいか	300
	ほうれんそう	690		うに	340
	リーフレタス(レタス)	490		まだこ	290
	れんこん	440	肉類	和牛サーロイン	200
果実類	いちご	170		和牛もも	330
	みかん	150		和牛ヒレ	340
	かき	170		豚ロース	310
	干しがき	670		豚もも	360
	キウイフルーツ	290		豚ヒレ	400
	さくらんぼ	210		豚ひき肉	290
	パイナップル	150		鶏むね皮なし	370
	バナナ	360		鶏もも皮なし	320
	プルーン(乾)	480	卵類	全卵(鶏卵)	130
	干しぶどう	740	乳類	普通牛乳	150
	メロン	350		ヨーグルト(全脂無糖)	170
	もも	180		プロセスチーズ	60
きのこ類	えのきだけ	340	嗜好飲料	玉露浸出液	340
	エリンギ	340		コーヒー浸出液	65
	しいたけ	280		ミルクココア	730

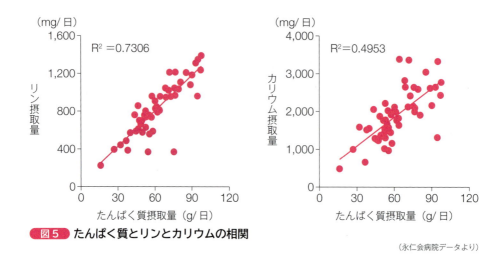

図5 たんぱく質とリンとカリウムの相関

（永仁会病院データより）

表5 食品に含まれるリン（P），カルシウム（Ca）の量（100g当たり）

	食品名	P(mg)	Ca(mg)		食品名	P(mg)	Ca(mg)
乳類	普通牛乳	93	110	魚介類	ししゃも（生）	430	330
	ヨーグルト（全脂無糖）	100	120		まだら	230	32
	プロセスチーズ	730	630		たらこ	390	24
卵類	全卵（鶏卵）	180	51		わかさぎ（生）	350	450
豆類	木綿豆腐	110	86		さくらえび（ゆで）	360	690
	糸引き納豆	190	90		するめいか	250	11
魚介類	まあじ	230	66		さきいか	430	23
	まいわし	230	74		うに	390	12
	丸干しいわし	570	440	肉類	和牛サーロイン	100	3
	しらす干し（微乾燥品）	470	210		和牛もも	170	4
	うなぎ蒲焼	300	150		和牛ヒレ	180	3
	かつお	280	11		豚ロース	200	5
	きんめだい	490	31		豚もも	210	4
	しろさけ	240	14		豚ヒレ	230	3
	いくら	530	94		鶏むね皮つき	200	4
	まさば	220	6		とりもも皮つき	170	5
	さわら	220	13		とりささみ	220	3
	さんま	180	28		ロースハム	340	10
					ウインナー	190	7

　不溶性食物繊維は腸内細菌の分解を受けにくい性質をもち，水分を吸収し便の容量を増し腸の蠕動運動を促進します．水溶性食物繊維は水分に溶けてゲル化し腸内細菌のエサとなり腸内環境を整えます．便秘予防・改善のための野菜は，緑黄色野菜と淡色野菜を合わせて1日250g，果物は50g程度が望ましいでしょう．どうして

表6 PEW(protein-energy wasting)の診断基準

定義	
血液生化学	血清アルブミン＜3.8 g/dl
	血清プレアルブミン（トランスサイレチン）＜30 mg/dl（維持透析患者のみ）
	血清コレステロール＜100 mg/dl
体格	BMI＜23 kg/m^2
	体重減少（減量をせず）3 カ月で 5％，6 カ月で 10％
	総体脂肪率＜10％
筋肉量	筋肉の減少　3 カ月で 5％，6 カ月で 10％
	上腕筋周囲径の減少（50 パーセンタイルより 10％低下）
	クレアチニン産生率の低下
食事量	たんぱく質摂取量：意図的でなく＜0.8 g/kg/日が 2 カ月未満または＜0.6 g/kg/日が少なくとも 2 カ月以上持続する（CKD ステージ 2〜5）
	エネルギー摂取量：意図的はなく 25 kcal/kg/日未満が少なくとも 2 カ月以上持続する

(Fouque et al, 2008, 文献 15 より改変)

も不足するときは，食物繊維のサプリメントを料理に利用するのもよいでしょう．

治療用特殊食品

現在，腎疾患者の食事療法に有用であると考えられている治療用特殊食品には，でんぷん製品，たんぱく質調整食品，低甘味ブドウ糖重合体製品，中鎖脂肪酸食品，低 Na 調味料，低 K 食品，低 P 食品があります．これらの食品を上手に日常の食生活へ取り入れることが大切です．透析患者の場合，特に低 Na 食品，中鎖脂肪酸食品が勧められます．また，治療用特殊食品の分類には入りませんが，低栄養患者に対して食事にプラスして経腸栄養剤を使うとエネルギー，たんぱく質が増えます．また，嚥下困難者に対する嚥下困難者用食品，スマイルケア食もあります．

これらの特殊食品や商品を使うことは状態を一部改善しますが，あくまでも食事療法を補助するためであり，基本は食事療法を正しく理解し実行することです．

透析患者における低栄養患者の抽出

血液透析患者における低栄養患者の抽出には，PEW(protein-energy wasting)の概念が提唱されています．診断基準を表6に示します．それぞれの定義のどれか 1 項目で判定し，この 4 つの項目から 3 つ該当すれば PEW と診断されます[15]．

診断された患者さんに対しては，栄養療法を行い経過観察をすることが大切です．

（瀬戸由美）

文献

1) 農林水産省：スマイルケア食（新しい介護食品）：http://www.maff.go.jp/j/shokusan/seizo/kaigo.html
2) 平成23年度厚生労働省CKDの早期発見・治療標準化・進展阻止に対する研究班：CKDガイド6, 2012.
3) 日本透析医学会：わが国の慢性透析療法の現況, 2015.
4) 一般社団法人日本腎臓学会：慢性腎臓病に対する食事療法基準2014年度版, 東京医学社, 2014.
5) 厚生労働省：日本人の食事摂取基準（2015年版）策定委員会報告書：http://www.mhlw.go.jp/stf/shingi/0000041824.html
6) 日本透析医学会：わが国の慢性透析療法の現況, 2009.
7) 文部科学省科学技術・学術審議会資源調査分科会：日本食品標準成分表準拠アミノ酸成分表2015, 全国官報販売共同組合, 2015.
8) 日本透析医学会学術委員会ガイドライン作成小委員会栄養問題検討ワーキンググループ：慢性透析患者の食事療法基準. 透析会誌 **47**(5)：287-291, 2014.
9) 小川淳史・他：腎臓病透析患者のための低カリウム含有量ホウレンソウの栽培方法の確立. 日作紀 **76**：232-237, 2007.
10) 臼井昭子・他：透析食ガイドブック, 東京メディカルセンター, 2006, pp39-42.
11) 菅野丈夫：カリウムとリンの正しい栄養指導法. 透析ケア75（冬季増刊）220-228, 2007.
12) Sullivan CM et al：Phosphorus-containing food additives and the accuracy of nutrient databases：Implications for renal patients. *J Ren Nutr* **17**：350-354, 2007.
13) Calvo MS：Dietary considerations to prevent loss of bone and renal function. *Nutrition* **16**：564-566, 2000.
14) Yasuda G et al：Prevalence of constipation in continuous ambulatory peritoneal dialysis patients and comparison with hemodialysis patients. *Am J Kidney Dis* **39**：1292-1299, 2002.
15) Fouque D et al：A proposed nomenclature and diagnostic criteria for protein-energy wasting in acute and chronic kidney disease. *Kidney Int* **73**：391-398, 2008.

IV

薬物療法の実際

1 保存期CKD患者の薬物療法

Point

- 保存期CKD患者では多くの治療薬が必要
- 腎機能低下の程度によって投与量の調節が必要な薬剤がある
- 腎排泄型薬剤では副作用のリスクが増加
- 腎機能低下を引き起こす薬剤があるため注意

事例紹介

症例 68歳，女性．

既往歴 2型糖尿病，高血圧症，脂質異常症．

現病歴 10年前に糖尿病を指摘され治療開始するも5年間放置された．3年前から糖尿病治療を再開し，その時点で顕性腎症前期であった．今回血糖コントロール目的のため他院から紹介入院となった．入院中は1,400 kcalの糖尿病食が提供された．

身体所見 身長158.5 cm，体重53.4 kg，BMI 21.3，血圧120/84 mmHg，脈拍68/分．

検査データ HbA1c 9.4％，Glu 221 mg/dl，C-ペプチド 2.4 ng/ml，BUN 38.0 mg/dl，Cr 1.60 mg/dl，eGFR 25.54 ml/分/1.73 m²，Alb 4.0 g/dl，TC 157 mg/dl，LDL-C 90 mg/dl，TG 111 mg/dl，HDL-C 45 mg/dl，UA 5.9 mg/dl，Na 140 mEq/l，K 4.0 mEq/l，Cl 106 mEq/l，Hb 12.2 g/dl．

> **入院前処方薬** リナグリプチン錠 5 mg（1回1錠，1日1回朝食後），メトホルミン塩酸塩錠 500 mg（1回1錠，1日2回朝夕食後），オルメサルタンメドキソミル口腔内崩壊錠 20 mg（1回1錠 1日1回朝食後），アムロジピンベシル酸塩錠 5 mg（1回1錠，1日1回朝食後），ロスバスタチンカルシウム錠 2.5 mg（1回1錠，1日1回夕食後）．
>
> **経過** CKDステージG4と腎機能が高度低下しているため，ビグアナイド薬であるメトホルミン塩酸塩錠は腎臓における排泄が減少し，重篤な乳酸アシドーシスを起こす恐れがあり投与禁忌のため，中止した．強化インスリン療法（超速効型インスリン1日3回＋持効型溶解インスリン1日1回）が開始された．リナグリプチン錠はインスリンとの併用も可能であり，胆汁排泄型薬剤のため腎機能の程度によらず同一用量であり，継続投与とした．空腹時血糖値が150〜180 mg/dlのため，退院に向けてBOT療法（Basal Supported Oral Therapy）へ変更された．BOT療法として速効性インスリン分泌促進薬（グリニド薬）のミグリトール錠10 mg（1回1錠，1日3回毎食直前），持効型インスリンであるグラルギン（1回10単位 1日1回就寝前）が追加となり退院となった．
> 　また，入院中に尿毒症症状の改善および透析導入の遅延を目的に球形吸着炭細粒（1回2g，1日3回毎食後2時間）の投与を開始した．

はじめに

　慢性腎臓病（CKD）の治療の目的は，末期腎不全（ESKD）と心血管疾患（CVD）の発症・進展を抑制することです．そのために肥満解消や禁煙などの生活習慣の改善，食事指導とともに，高血圧治療や糖尿病の治療，貧血に対する治療，骨・ミネラル代謝異常に対する治療等に治療薬が必要となります（図1）．また，保存期CKD患者では，腎排泄型薬剤の排泄遅延による薬効の増強や副作用発現リスクが増加するため，用法・用量等の調節が必要です．本項では，保存期CKD患者の薬物療法の内容や注意点について概説します．

降圧薬

　血圧が降圧目標（表1）以上の場合には生活習慣の改善とともに，ただちに降圧

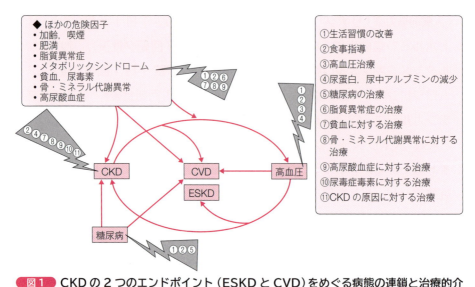

図1 CKDの2つのエンドポイント（ESKDとCVD）をめぐる病態の連鎖と治療的介入腎保護作用のメカニズム

（日本腎臓学会編：CKD診療ガイド2012, 東京医学社, 2012, p50）[1]

薬による治療を開始し，2～3カ月かけて降圧目標を達成させます．高齢者では診察室血圧で収縮期血圧110 mmHg未満の過度の降圧は避けるようにします．

　糖尿病合併CKD患者，蛋白尿を呈する糖尿病非合併CKD患者では，レニン-アンジオテンシン（RA）系阻害薬であるアンジオテンシンⅡ受容体拮抗薬（ARB）とアンジオテンシン変換酵素（ACE）阻害薬を第一選択薬とします．RA系阻害薬は腎保護作用を有し，他の降圧薬に比べて尿蛋白の減少効果に優れています．CKD患者にRA系阻害薬を投与すると血清クレアチニン（Cr）値が上昇することがあるため，投与開始後は，血清Cr値や推定糸球体濾過量（eGFR），血清カリウム（K）値を2週間～1カ月以内に測定し，その後もモニタリングを行います．

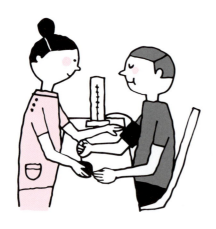

　CKD患者の場合，降圧目標を達成するために多くの場合RA系阻害薬を中心とした降圧薬の併用が必要となります．現在，ARBと利尿薬との配合剤，ARBとCa拮抗薬との配合剤，ARBと利尿薬とCa拮抗薬の3剤が配合された配合剤が市販されています．

　降圧薬服用中のCKD患者では，急性腎障害（acute kidney injury；AKI）をきたすことがあります．食事が摂れないときや，嘔吐，

表1 慢性腎臓病患者における降圧目標と第一選択薬

		降圧目標	第一選択薬
糖尿病（＋）		130/80 mmHg 未満	RA系阻害薬
糖尿病（−）	蛋白尿 無	140/90 mmHg 未満	RA系阻害薬, Ca拮抗薬, 利尿薬
	蛋白尿 有	130/80 mmHg 未満	RA系阻害薬

・蛋白尿：軽度尿蛋白（0.15 g/gCr）以上を「蛋白尿有り」と判定する
・GFR 30 ml/分/1.73 m² 未満, 高齢者ではRA系阻害薬は少量から投与を開始する
・利尿薬：GFR 30 ml/分/1.73 m² 以上はサイアザイド系利尿薬, それ未満はループ利尿薬を用いる
・糖尿病, 蛋白尿（＋）のCKDでは, 130/80 mmHg 以上の場合, 臨床的に高血圧と判断する

（日本高血圧学会高血圧治療ガイドライン作成委員会：高血圧治療ガイドライン2014. 日本高血圧学会, 2014, p70）[2]

表2 血糖コントロール目標
（65歳以上の高齢者については「高齢者糖尿病の血糖コントロール目標」参照）

目標	コントロール目標値[注4]		
	血糖正常化を目指す際の目標[注1]	合併症予防のための目標[注2]	治療強化が困難な際の目標[注3]
HbA1c（％）	6.0 未満	7.0 未満	8.0 未満

治療目標は年齢, 罹病期間, 臓器障害, 低血糖の危険性, サポート体制などを考慮して個別に設定する.

注1）適切な食事療法や運動療法だけで達成可能な場合, または薬物療法中でも低血糖などの副作用なく達成可能な場合の目標とする.
注2）合併症予防の観点からHbA1cの目標値を7％未満とする. 対応する血糖値としては, 空腹時血糖値 130 mg/dl 未満, 食後2時間血糖値 180 mg/dl 未満をおおよその目安とする.
注3）低血糖などの副作用, その他の理由で治療の強化が難しい場合の目標とする.
注4）いずれも成人に対しての目標値であり, また妊娠例は除くものとする.

（日本糖尿病学会編・著：糖尿病治療ガイド2018-2019, 文光堂, 2018, p29）

下痢, 発熱など脱水になる危険があるときには, 降圧薬を中止して速やかに受診するよう患者さんに指導します.

糖尿病治療薬

糖尿病腎症は, 新規透析導入の原疾患の第1位であり, 厳格な血糖コントロールは糖尿病腎症の発症・進展の抑制につながることが明らかにされています（**表2, 3**）.

糖尿病治療薬の多くは, 腎機能低下患者には投与禁忌であったり, 副作用の出現のリスクが増大するため注意が必要です. インスリンは腎機能が低下することによって半減期が延長し, 低血糖の発現リスクが増加します. また, 薬物治療や生活習慣の改善, 体重の減少などによって血糖コントロールが改善してくると, 薬剤が減

表3 高齢者糖尿病の血糖コントロール目標（HbA1c値）

患者の特徴・健康状態 注1)		カテゴリーⅠ ①認知機能正常 かつ ②ADL自立		カテゴリーⅡ ①軽度認知障害～軽度認知症 または ②手段的ADL低下，基本的ADL自立	カテゴリーⅢ ①中等度以上の認知症 または ②基本的ADL低下 または ③多くの併存疾患や機能障害
重症低血糖が危惧される薬剤（インスリン製剤，SU薬，グリニド薬などの使用）	なし 注2)	7.0%未満		7.0%未満	8.0%未満
	あり 注3)	65歳以上 75歳未満 7.5%未満 （下限6.5%）	75歳以上 8.0%未満 （下限7.0%）	8.0%未満 （下限7.0%）	8.5%未満 （下限7.5%）

治療目標は，年齢，罹病期間，低血糖の危険性，サポート体制などに加え，高齢者では認知機能や基本的ADL，手段的ADL，併存疾患なども考慮して個別に設定する．ただし，加齢に伴って重症低血糖の危険性が高くなることに十分注意する．

注1) 認知機能や基本的ADL（着衣，移動，入浴，トイレの使用など），手段的ADL（IADL：買い物，食事の準備，服薬管理，金銭管理など）の評価に関しては，日本老年医学会のホームページ（http://www.jpn-geriat-soc.or.jp/）を参照する．エンドオブライフの状態では，著しい高血糖を防止し，それに伴う脱水や急性合併症を予防する治療を優先する．

注2) 高齢者糖尿病においても，合併症予防のための目標は7.0%未満である．ただし，適切な食事療法や運動療法だけで達成可能な場合，または薬物療法の副作用なく達成可能な場合の目標を6.0%未満，治療の強化が難しい場合の目標を8.0%未満とする．下限を設けない．カテゴリーⅢに該当する状態で，多剤併用による有害作用が懸念される場合や，重篤な併存疾患を有し，社会的サポートが乏しい場合などには，8.5%未満を目標とすることも許容される．

注3) 糖尿病罹病期間も考慮し，合併症発症・進展阻止が優先される場合には，重症低血糖を予防する対策を講じつつ，個々の高齢者ごとに個別の目標や下限を設定してもよい．65歳未満からこれらの薬剤を用いて治療中であり，かつ血糖コントロール状態が図の目標や下限を下回る場合には，基本的に現状を維持するが，重症低血糖に十分注意する．グリニド薬は，種類・使用量・血糖値等を勘案し，重症低血糖が危惧されない薬剤に分類される場合もある．

【重要な注意事項】糖尿病治療薬の使用にあたっては，日本老年医学会編「高齢者の安全な薬物療法ガイドライン」を参照すること．薬剤使用時には多剤併用を避け，副作用の出現に十分に注意する．

（日本老年医学会・日本糖尿病学会編・著：高齢者糖尿病診療ガイドライン2017, p46, 南江堂, 2017)[3]

量されたり中止となったりすることがあります．

　CKDステージG4以降ではSU薬，ビグアナイド薬，チアゾリジン薬，GLP-1受容体作動薬のエキセナチドは投与禁忌になります．SGLT2阻害薬は，腎機能低下に伴い十分な効果が期待できなくなります．CKD患者で血糖管理が十分でない場合は，積極的なインスリン治療が望ましいとされていますが，患者さん本人の理解度や日常生活動作の程度，家族等の社会的状況，その他さまざまな要因からインスリン療法の導入を見送られ，経口糖尿病治療薬のままで継続されることも少なくありません．

表4 リスク区分別脂質管理目標値

治療方針の原則	管理区分	脂質管理目標値 (mg/dl)			
		LDL-C	Non-HDL-C	TG	HDL-C
一次予防 まず生活習慣の改善を行った後薬物療法の適用を考慮する	低リスク	<160	<190	<150	≧40
	中リスク	<140	<170		
	高リスク	<120	<150		
二次予防 生活習慣の是正とともに薬物療法を考慮する	冠動脈疾患の既往	<100 (<70)*	<130 (<100)*		

* 家族性高コレステロール血症，急性冠症候群の時に考慮する．糖尿病でも他の高リスク病態を合併する時はこれに準ずる．
- 一次予防における管理目標達成の手段は非薬物療法が基本であるが，低リスクにおいてもLDL-Cが180 mg/dl以上の場合は薬物治療を考慮するとともに，家族性高コレステロール血症の可能性を念頭においておくこと（動脈硬化性疾患予防ガイドライン2017年版 第5章参照）．
- まずLDL-Cの管理目標値を達成し，その後non-HDL-Cの管理目標値の達成を目指す．
- これらの値はあくまでも到達努力目標値であり，一次予防（低・中リスク）においてはLDL-C低下率20〜30%，二次予防においてはLDL-C低下率50%以上も目標値となり得る．
- 高齢者（75歳以上）については動脈硬化性疾患疾患予防ガイドライン2017年版 第7章を参照．

（日本動脈硬化学会編：動脈硬化性疾患予防ガイドライン2017年版．日本動脈硬化学会，2017，p54）[4]

脂質異常症治療薬

　冠動脈疾患の既往がない場合でもCKDは一次予防の高リスク病態で，脂質管理目標値はLDL-C<120 mg/dl，Non-HDL-C<150 mg/dl，TG<150 mg/dl，HDL-C≧40 mg/dl（表4）とされています．すでに冠動脈疾患の既往がある二次予防の場合ではより積極的な治療が必要となって，糖尿病患者でCKDを合併している例では，LDL-C<70 mg/dl，Non-HDL-C<100 mg/dlでの管理が考慮されます．

　スタチンには，CKDにおける尿蛋白減少効果や腎機能障害の進行抑制効果が示されているため，脂質異常症を伴うCKDでは長期的にスタチンを投与します．高トリグリセリド血症に対して最も効果的なフィブラート系薬は腎排泄型薬剤であり，中等度以上の腎機能障害のある患者さんでは投与禁忌となります．また，スタチンやフィブラート系薬投与時には筋肉痛，脱力感，赤褐色尿，クレアチニンキナーゼ（CK）上昇，血中および尿中ミオグロビン上昇を特徴とする横紋筋融解症が現れる可能性があり，これに伴って急激な腎機能の悪化が認められることがあるため，CKD患者に投与する場合には注意を払う必要があります．

腎性貧血治療薬

腎性貧血の主な原因は腎機能障害に伴うエリスロポエチン（EPO）の産生低下であり，赤血球造血刺激因子製剤（ESA）の投与が行われます．特に保存期CKD患者では，ESA療法により貧血を改善することで，腎機能障害や心不全の悪化を抑制することができます．ESA療法時にはヘモグロビン（Hb）の合成が亢進し，鉄の必要量が増大するため，必要に応じて鉄剤の投与を行います．

ESA，鉄剤ともに過剰投与とならないよう検査値のモニタリングが必要です．CKD患者での治療目標Hb値は10〜12 g/dlであり，12 g/dlを超えないよう配慮します．

骨・ミネラル代謝異常に対する治療薬

CKDに伴う骨・ミネラル代謝異常（CKD-MBD）は，血管石灰化など，全身の広範な異常を生じ，生命予後に影響を及ぼす因子です．CKDステージG3aから，血清リン（P），カルシウム（Ca），副甲状腺ホルモン（PTH），アルカリフォスファターゼ（ALP）を定期的に測定することが推奨されています．保存期では血清P，Ca，PTHは，各施設の基準値内を目標とします．

CKDの進行とともにPの糸球体濾過の減少や排泄障害により高P血症を生じます．高P血症の場合，低たんぱく食でPのコントロールを図り，効果不十分であればP吸着薬を投与します．

低Ca血症の場合，炭酸Caや活性型ビタミンD$_3$製剤を投与します．また，PTHが高値の場合，食事でのP制限やP吸着薬の投与を行い，それでもPTHが高値であれば，活性型ビタミンD$_3$製剤を投与します．活性型ビタミンD$_3$製剤は小腸からのCaの吸収を促進するため，Ca製剤との併用により高Ca血症をきたし腎機能を悪化させる可能性があるため注意が必要です．活性型ビタミンD$_3$製剤は骨粗鬆症治療薬としても用いられるため，補正Ca値が基準値上限を超えている場合には，他院も含め活性型ビタミンD$_3$製剤やCa製剤が処方されていないか，健康食品を使用していないかを確認します．

高尿酸血症治療薬

腎機能の低下に伴って尿酸排泄が低下するためCKD患者では血清尿酸値7.0 mg/dlを超える高尿酸血症の頻度が高くなります．高尿酸血症はCKDの進行

やCVDのリスク因子となります．生活習慣改善を行っても血清尿酸値が9.0 mg/dlを超える場合には，無症候性であっても多くは薬物治療が考慮されます．

尿酸降下薬は病型によって選択することが基本原則ですが，中等度以上の腎機能障害がある場合には尿酸生成抑制薬の適応となります．尿酸生成抑制薬のアロプリノールは腎排泄型薬剤であり，腎機能に応じて減量します．アロプリノールの投与により重篤な皮膚障害または過敏性血管炎が現れることがあります．腎機能異常を伴う場合には，重篤な転帰をたどることがあるため，発熱，発疹などが認められた場合には，ただちに投与を中止します．フェブキソスタットとトピロキソスタットは肝臓で代謝される尿酸生成抑制薬であり，腎機能が軽度～中等度低下している場合においても用量調節を必要としません．中等度以下の腎機能障害例では，アロプリノールと尿酸排泄促進薬であるベンズブロマロンの少量併用療法も有効です．ベンズブロマロンは劇症肝炎などの重篤な肝機能障害が起こることがあるので注意します．

高尿酸血症患者の適正な尿pHは6.0以上，7.0未満であり，食事療法と尿アルカリ化薬により適正に保ちます．尿アルカリ化薬であるクエン酸カリウム・クエン酸ナトリウム水和物配合製剤は，胃部膨満感やナトリウム負荷による血圧上昇の副作用は少ないですが，カリウム（K）を含むため腎機能低下例では注意します．

高カリウム血症治療薬・代謝性アシドーシス治療薬

腎機能の低下が進むと，尿細管からのK排泄低下，アシドーシスによる細胞内から細胞外へのKの移動により高K血症を生じます．そのため，投与されている薬剤の中でK値を上昇させる薬剤がないかどうかを確認する必要があります．特にRA系阻害薬（ACE阻害薬，ARB，レニン阻害薬，スピロノラクトン，エプレレノン）はCKDにおける高K血症の主な原因であり，投与中は血清K値のモニタリングを行います．利尿薬（K保持性利尿薬を除く）は，RA系阻害薬と併用することで，血清K値の上昇を抑えることができます．その他，β遮断薬，NSAIDs，メシル酸ナファモスタットなども高K血症を引き起こす恐れがあります．

高K血症の原因薬を中止できない場合には，陽イオン交換樹脂を投与します．陽イオン交換樹脂の投与により腸管穿孔，腸閉塞が現れることがあるので，高度の便秘，持続する腹痛などに注意し，糖類下剤のソルビトールなどを用いて硬結便を予防することも重要です．

CKDにおける高K血症の主な原因としてKの過剰摂取も挙げられるため，K含

有量の多い食品を避けるなど食事にも注意します．

　アシドーシスによって高K血症が助長されるため，代謝性アシドーシスが認められれば，重曹（炭酸水素Na）で補正を行います．炭酸水素Naによる補正は，血清重炭酸イオン濃度20 mEq/l以上を目標とし，これは血清Na-血清Clではおおむね32以上に相当します．

経口吸着薬

　CKDステージG4〜G5では，経口吸着薬を服用することによって，尿毒症症状の改善と透析導入を遅らせる効果が期待できます．経口吸着薬は毒素だけではなく，同時に服用した他の薬剤も吸着する可能性があるため，30分〜1時間，他の薬剤と時間をずらして服用する必要があります．また服用量が多いため，患者が指示どおり服用できているか確認し，飲みにくい場合には，ストローやフクロオブラート，服薬補助ゼリーを使うなど服用方法の工夫を指導します（図2）．

　経口吸着薬の副作用として，便秘，食欲不振，悪心・嘔吐，腹部膨満感といった消化器症状が現れることがあります．また，便秘によって二次的に高アンモニア血症が引き起こされる可能性があるため，十分な注意が必要です．

CKDの原因に対する治療薬

　CKDの原因が糖尿病や高血圧であればその治療を，糸球体腎炎やネフローゼ症候群，膠原病による腎機能障害などではステロイドや免疫抑制薬の投与が必要となります．

　ネフローゼ症候群では，ステロイドが第一選択薬であり，一般的に，初期投与はプレドニゾロン30〜60 mg/日（0.5〜1.0 mg/kg/日）程度（最大60 mg/日）で開始し，尿蛋白の反応をみながら継続後，減量します．ステロイドの中止は寛解導入後1年以内にされることが多いですが，最小量で1〜2年継続する場合もあります．ステロイドは軽症から重症までさまざまな副作用が出現する（表5）ため，副作用のモニタリングと対応を行います．免疫抑制薬は，ステロイド抵抗性，ステロイド依存性，頻回再発型，高用量のステロイドによる副作用でステロイドが十分量投与できない症例等に使用され，ステロイドと併用します．

腎機能障害をきたす危険性が高い薬剤

　多くの薬剤で急性腎不全を起こすことがあり，抗菌薬，非ステロイド性抗炎症薬

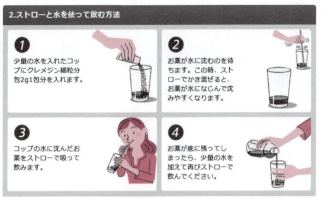
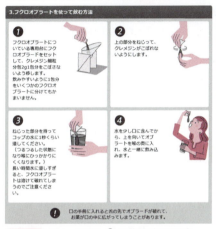
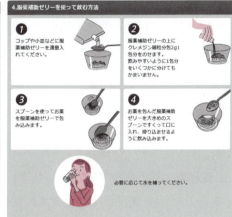

図2 クレメジン®の飲み方の工夫

(田辺三菱製薬)

表5 ステロイドの副作用

1. 副作用	軽症：痤瘡様発疹，多毛症，満月様顔貌，食欲亢進・体重増加，月経異常，皮下出血・紫斑，多尿，多汗，不眠，白血球増多，脱毛，浮腫，低カリウム血症 重症：感染症，消化性潰瘍，高血糖，精神症状，骨粗鬆症，血圧上昇，動脈硬化，血栓症，副腎不全，白内障，緑内障，無菌性骨壊死，筋力低下・筋萎縮
2. 離脱症候群	食思不振，発熱，頭痛，筋肉痛，関節痛，全身倦怠感，情動不安，下痢など

(丸山彰一，厚生労働省難治性疾患政策研究事業難治性腎疾患に関する調査研究班編：エビデンスに基づく ネフローゼ症候群診療 ガイドライン2017，東京医学社，2017，p109)[5]

(NSAIDs)，抗悪性腫瘍薬，造影剤，抗リウマチ薬で薬剤性腎障害が多くみられます（表6）．CKD患者の投与薬剤の中で，腎機能障害を起こす可能性がある薬剤が処方されている場合には，他剤への変更や，継続する必要がある場合には血清Cr値や血中尿素窒素(BUN)値，K値の上昇や，尿量減少，浮腫，食欲低下，悪心・嘔吐，意識障害，痙攣などの自覚症状の発現に注意します．

表6　CKDで注意が必要な薬物と病態

CKDでは注意して使用すべき薬物
・NSAIDs（腎血流低下，間質性腎炎，急性尿細管壊死，ネフローゼ症候群）
・アムホテリシンB（尿細管壊死，腎血流低下，尿細管アシドーシス）
・シスプラチン（尿細管壊死）
・シクロスポリン（腎血流低下，慢性尿細管・間質性腎炎）
・アミノ配糖体（尿細管壊死），イホスファミド（尿細管壊死）
・ヨード系造影剤（腎血流低下，急性尿細管壊死）
・メトトレキサート（閉塞性腎不全，尿細管壊死）
・マイトマイシンC（糸球体障害，溶血性尿毒症症候群）
・リチウム（腎性尿崩症），D-ペニシラミン（糸球体障害）
・フィブラート（横紋筋融解症）
・ゾレドロネート（尿細管壊死），パミドロネート（ネフローゼ症候群）

（日本腎臓学会編：CKD診療ガイド2012, 東京医学社，2012, p96）[1]

OTC医薬品・健康食品

　近年，セルフメディケーションの勧めや健康に対する意識の高まり，スイッチ直後品目や劇薬以外のOTC医薬品のインターネット購入が可能になったことなどから，今後ますますOTC医薬品や健康食品の使用が増えていくと考えられます．

　胃痛，胃もたれなどの胃部不快感に効能・効果を有するH_2受容体拮抗薬を含有したOTC医薬品が市販されており，それらはすべて腎排泄型薬剤です．そのためCKD患者が添付文書に示された用法・用量どおりに使用すると血中濃度が上昇し，顆粒球減少症や汎血球減少症等の副作用が発現する可能性があります．

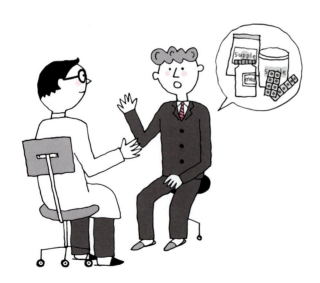

　総合感冒薬や解熱鎮痛薬に含まれているNSAIDsは，腎機能障害をきたす危険性が高い薬剤のひとつです．

　漢方薬エキス顆粒にはKを含有しているものもあり，漢方薬のみで問題となるほどの量ではありませんが，K摂取量に上乗せされることになるため注意が必要です．また，甘草含有漢方薬

の服用により起こり得る副作用である偽アルドステロン症により，血清K値が低下することもあります．葛根湯などの麻黄が入った漢方薬によって，不眠や動悸，血圧上昇，胃部不快感などが現れることもあります．

そのため，患者さんには，他院を受診する場合だけでなく，OTC医薬品や健康食品を購入する場合には，必ず医師や薬剤師に相談するよう指導します．

おわりに

以上，保存期CKD患者の薬物療法の内容や注意点について概説しました．CKD患者数は増加しており，厚生労働省が3年ごとに実施している「患者調査」の2014(平成26)年調査によると，慢性腎不全の総患者数(継続的な治療を受けていると推測される患者数)は29万6,000人でした．CKDの治療においては，チーム医療が求められており，保存期CKD患者に有効で安全な薬物治療を提供するためにも，多職種が連携を図る必要があります．

(木村 健)

文献

1) 日本腎臓学会編：CKD診療ガイド2012，東京医学社，2012，p50, 96．
2) 日本高血圧学会高血圧治療ガイドライン作成委員会：高血圧治療ガイドライン2014，日本高血圧学会，2014，pp67-73．
3) 日本老年医学会・日本糖尿病学会編・著：高齢者糖尿病診療ガイドライン2017，南江堂，2017，p46．
4) 日本動脈硬化学会(編)：動脈硬化性疾ガイドライン2017年版，日本動脈硬化学会，2017，p54．
5) 丸山彰一，厚生労働省難治性疾患政策研究事業難治性腎疾患に関する調査研究班編：エビデンスに基づくネフローゼ症候群診療ガイドライン2017，東京医学社，2017，p109．

2 透析患者・移植患者の薬物療法

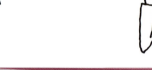

Point

- 透析患者と移植患者で,薬物療法は大きく違う
- 透析患者では食事内容も確認して治療薬を調節する
- 移植患者では長期生着・拒絶反応を予防するために長期間服用することが大切

事例紹介

症例 78歳,男性.

既往歴 僧帽弁閉鎖不全症,腎不全(維持透析中).

現病歴 6年前に透析療法開始となり,現在週3回,1回4時間の血液透析施行中である.高P血症のため,治療薬が開始された.

身体所見 身長165.0cm,DW 60.0kg.
透析前検査データ:体重61.3kg,血圧134/89mmHg,脈拍76/分,P 8.4mg/dl,Ca 9.0mg/dl,int-PTH 212pg/ml,Alb 3.0g/dl,BUN 81.8mg/dl,Cr 12.2mg/dl,UA 6.7mg/dl,Glu 138mg/dl,Na 137mEq/l,K 4.8mEq/l,Cl 100mEq/l,Hb 10.7g/dl,Ht 32.6%(Payneの補正式より,補正Ca濃度=実測Ca濃度+(4−Alb濃度)=9.0+(4−3.0)=10.0mg/dl).

経過 腎臓食(P:600mg以下)が提供され,10割摂食していた.P値が管理目標値を超えていること,補正Ca値が管理目標値上限であるた

め，Ca非含有P吸着薬である炭酸ランタン水和物チュアブル錠250mg 1回1錠，1日3回毎食直後が開始された．

P値はいったん，7.3mg/dlに低下後，9.3mg/dlに上昇した．患者に服用状況を確認したところ，開始当初は服用できていたが，最近はチュアブル錠を噛み砕けていないことを聴取した．そのため，Ca非含有P吸着薬であるセベラマー塩酸塩錠に変更となり，セベラマー塩酸塩錠250mg（1回1錠，1日3回食直前）が開始された．セベラマー塩酸塩錠は服用しやすいとのことで，セベラマー塩酸塩錠250mgを1回4錠（1日3回食直前）まで増量した．

その後，P値11.0mg/dl，補正Ca値9.9mg/dl，int-PTH値278pg/mlとP値，int-PTH値が再び上昇し，管理目標値を上回った．患者はセベラマー塩酸塩錠が食直前服用であること，便秘となることから服用量を自己判断にて中止あるいは減量していた．そのため，再び炭酸ランタン水和物に戻し，今回は顆粒剤とした．P値は若干低下したが9.6mg/dlと依然高値であり，補正Ca値が9.6mg/dl，Ca濃度が9.0mg/dl以上であるため，Ca受容体作動薬であるシナカルセト塩酸塩錠25mg（1回1錠，1日1回夕食後）が追加された．その後，P値4.5～4.9mg/dl，補正Ca値9.2～9.4mg/dl，int-PTH値98～113pg/mlで推移し，管理目標値内に維持することができた．

はじめに

末期腎不全になると腎代替療法として，透析療法あるいは腎移植が必要となります．透析療法では，腎臓の機能すべてを補うことができないため，不足分を補うための薬物療法と，代行できない機能を補うため薬物療法が必須となります．また，合併症に対する治療薬が必要に応じて投与されます．腎移植では免疫抑制療法が行われ，透析療法時と薬物療法は大きく異なります．本項では透析患者と移植患者を分けて，それぞれの薬物療法の内容や注意点について概説します．

透析患者の薬物療法

透析患者は腎機能が廃絶しているため，腎臓からの薬物の排泄は非常に少なく，

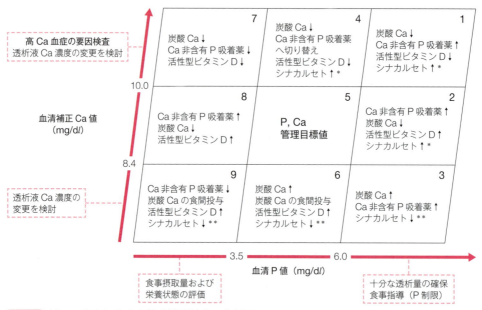

図 リン，カルシウムの治療管理法『9 分割図』
「↑」は開始または増量，「↓」は減量または中止を示す．
*血清 PTH 濃度が高値，**もしくは低値の場合に検討する．

(日本透析医学会，2012)[1]

患者間での差がなくなりほぼ一定となりますが，透析性の有無などを考慮し，投与量，投与間隔を検討する必要があります．また，透析療法による溶質の除去に伴って透析療法導入前に投与されていた薬剤が不必要となることもあるので，薬物療法の見直しが必要です．

血液透析（hemodialysis；HD）では体液量や組成の変動が大きいため，透析中に発生する血圧低下や不均衡症候群に対する薬物治療も必要となります．また，血液透析では，透析で急速に除去される薬剤の透析後の追加投与が必要となりますが，腹膜透析（peritoneal dialysis；PD）では，24 時間連続して透析が行われるため，追加投与を考慮する必要はありません．

(1) 骨・ミネラル代謝異常に対する治療薬

血清リン（P）濃度，血清補正カルシウム（Ca）濃度，血清副甲状腺ホルモン（PTH）濃度の順に優先して，治療薬を選択します（図）[1]．

P は透析によって除去されますが，十分な透析と P 制限の食事療法を行っても P の管理目標値である 3.5〜6.0 mg/dl を超えている場合には P 吸着薬が必要となります．P 吸着薬には，炭酸 Ca と Ca を含まない Ca 非含有 P 吸着薬があります．そのため，血清補正 Ca 濃度に応じて，P 吸着薬の変更や増減を行います．リンゴ酢

カルシウムはP吸着作用を有し，Ca値の上昇をきたしにくい薬剤ですが，保険適用にはなっていません．

　P吸着薬はそれぞれの薬剤によって食直前服用や食直後服用など効果的な用法があるため，確実に服用されているかどうか確認してください．また，チュアブル錠は口中で噛み砕いて服用する必要があります．歯が悪くチュアブル錠を噛み砕くことができないと効果不十分や誤嚥を引き起こす可能性があるため，適切に服薬できているかどうかを確認する必要があります．炭酸ランタン水和物には服用時に水なしでも服用が可能であるOD錠（口腔内崩壊錠）があります．

　P吸着薬（クエン酸第二鉄水和物錠，スクロオキシ水酸化鉄チュアブル錠を除く）には，便秘が出現しやすいという副作用があります．便秘が続くと，腸管穿孔，腸閉塞が現れることがあるため，排便状況を確認する必要があります．また，患者さんには便秘の悪化，腹部膨満感，持続する腹痛，悪心・嘔吐などが現れたら医師などの医療スタッフに申し出るよう指導します．クエン酸第二鉄水和物錠，スクロオキシ水酸化鉄錠の主な副作用として下痢があります．また，鉄が一部吸収されるためヘモグロビン（Hb）などを定期的に測定し，特に赤血球造血刺激因子製剤（erythropoiesis stimulating agents；ESA）と併用する場合には，過剰造血に注意する必要があります．

　P，Caを管理目標値内にコントロールしてもPTHが高値であれば，活性型ビタミンD_3製剤もしくはCa受容体作動薬を投与します．Ca受容体作動薬を開始する場合は，低Ca血症となる恐れがあるため，血清Ca濃度が低値でないことを確認し，投与中には定期的なCa値の管理が必要です．

(2) 腎性貧血治療薬

　HD患者の目標Hb値は週初めの採血で10 g/dl以上12 g/dl未満です．PD患者では，Hb値11 g/dl以上13 g/dl未満を目標[2]とします．

　ESAは，HD患者の場合，透析終了時に透析回路から静脈内投与します．PD患者では，皮下投与が望ましいでしょう．

　ESAの主な副作用としてHb値上昇による血圧の上昇，血栓塞栓症の発症の恐れがあります．そのため血圧，Hb値，ヘマトクリット（Ht）値などの推移に十分注意してください．また，重篤な脳血管疾患（CVD）の既往や合併のある患者さんなどでは，Hb値が12 g/dlを超える場合，ESAの減量・休薬を考慮する必要があります．

　ESAを投与しても目標Hb値が維持できない場合，血清フェリチン値が100 ng/

mL未満，またはトランスフェリン飽和度（transferrin saturation；TSAT）が20%未満の場合，鉄剤を投与します．鉄剤投与では血清フェリチン値が300 ng/mLを超えないようにします．

(3) 高カリウム血症治療薬

カリウム（K）は透析によって除去されますが，高K血症を認めた場合は，まずKの摂取を控えることが重要です．

K吸着薬である陽イオン交換樹脂は，便秘を起こしやすい薬剤ですので，腸管穿孔，腸閉塞を起こす恐れがあります．透析患者は，便秘の発生頻度が高いため，下剤を併用し，便秘にならないように注意してください．また，陽イオン交換樹脂は，ザラザラ感や，服用量の多さ，それらに伴う水分摂取，便秘などの理由により，服薬が順守されていない場合があるので，服薬状況を確認しましょう．

(4) 下剤

透析患者は水分制限や透析による除水，K制限による食物繊維の摂取不足，P吸着薬や陽イオン交換樹脂といった便秘を起こしやすい薬剤の服用などにより便秘の発生頻度が高いことがわかっています．また，透析中に便意を催すことを避けるために便意を我慢したり，下剤を調節服用している場合も少なくありません．透析患者では便秘が腸管穿孔，腸閉塞の原因となることがあるため，定期的に下剤を服用し，便秘にならないように注意しましょう．

下剤は便秘の症状に応じて選択されます（表1，2）．透析患者では腸内細菌叢が乱れているため，整腸薬やビフィズス菌，オリゴ糖など，サプリメントの使用も勧められます．

(5) 糖尿病治療薬

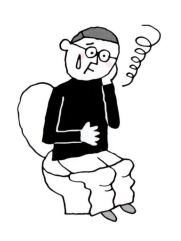

随時血糖値（透析前血糖値：食後約2時間血糖値）180〜200 mg/dL未満，グリコアルブミン（GA）値20.0%未満，心血管疾患（CVD）の既往歴があり，低血糖傾向のある患者さんではGA値24.0%未満が血糖コントロールの目標値として提案されています[3]．

透析液のブドウ糖濃度は0，100，125，150 mg/dLのいずれかであり，透析前に高血糖であっても透析後は濃度勾配によって理論上是正されます．しかし，血糖値が高値の場合には糖尿病治療薬が必要となる場合があります．透析患者には，インスリン療法が

表1　透析患者の便秘の症状と適する下剤

便秘の症状	適する下剤の種類	主な薬品名	透析患者への投与
便が硬くて出ない	浸透圧下剤	ソルビトール，ラクツロース	適宜増減．陽イオン交換樹脂や炭酸カルシウム等が原因の硬結便にも適している
	分泌性下剤	ルビプロストン（アミティーザ®）	半量から開始し，慎重に投与
便意が起こらない	刺激性下剤	センナ（アローゼン®），センノシド（プルゼニド®），大黄，ピコスルファートナトリウム（ラキソベロン®）	減量の必要なし．ただし，直腸内に硬便のある場合には取り除いてから投与
便量が少ない	膨潤性下剤	カルメロースナトリウム（バルコーゼ®）	減量の必要なし．ただし，多量の水と一緒に服用する必要があり注意
便意があるが出ない	浣腸・坐剤	炭酸水素ナトリウム・無水リン酸二水素ナトリウム（新レシカルボン®坐剤），グリセリン浣腸	腎機能正常者に同じ

（木村 健編：疾患別設問式薬剤師に必要な患者ケアの知識，改訂総合2版，じほう，2014，p336）

表2　便秘治療薬の効果発現時間

種類	一般名（商品名）	効果発現時間
浸透圧下剤	ソルビトール	30分～4時間
	ラクツロース	40～96時間
分泌性下剤	ルビプロストン（アミティーザ®）	24時間以内
刺激性下剤	センナ（アローゼン®），センノシド（プルゼニド®）	8～12時間
	ピコスルファートナトリウム（ラキソベロン®）	7～12時間
膨潤性下剤	カルメロースナトリウム（バルコーゼ®）	12～24時間 最大効果は2～3日後
浣腸・坐剤	炭酸水素ナトリウム・無水リン酸二水素ナトリウム（新レシカルボン®坐剤）	10～30分
	グリセリン浣腸	ただちに

（木村 健編：疾患別設問式薬剤師に必要な患者ケアの知識，改訂総合2版，じほう，2014，p78を一部改変）

原則です．透析患者では血中インスリンの半減期が延長するため超速効型あるいは速効型インスリンが適しています．不均衡症候群や体調不良により食事量が減少することがあれば，透析日と非透析日でインスリン投与量を変更しなければならないこともあります．

α-グルコシダーゼ阻害薬（α-GI）は，常用量で投与できます．速効性インスリン分泌促進薬（グリニド薬）の一部（ミチグリニドカルシウム錠，ミグリトール錠），DPP-4阻害薬（トレラグリプチンコハク酸塩錠を除く），GLP-1受容体作動薬の一部（エキセナチド注射剤を除く）は，透析患者にも使用される場合があります．

表3 透析瘙痒症の原因と対策

原因	対策
尿毒症物質	十分な透析，透析濾過法，活性炭の吸着治療
二次性副甲状腺機能亢進症	Ca・Pの管理，シナカルセト塩酸塩，ビタミンDパルス療法，経皮的エタノール局注療法，副甲状腺摘出術
透析器材・滅菌法の影響	生体適合性の良好な材質・素材の使用，高圧蒸気滅菌法・γ線滅菌などの製品に変更，抗凝固薬の検討
乾皮症	発汗促進，保湿剤の塗布，抗ヒスタミン薬外用剤の塗布
	スキンケア，皮膚の清潔と保湿，角層の保湿機能を保持するために皮膚の乾燥を防止
痒みのメディエーターの関与	アレルギーに対する薬物療法，抗ヒスタミン薬・抗アレルギー薬の内服・注射
痒みの閾値の低下（感受性亢進）	低温透析法，紫外線療法，C神経線維の伸長防止作用
内因性オピオイドの異常	κ受容体作動薬（ナルフラフィン塩酸塩）
精神的因子の影響	ストレスの回避，不安の軽減，心のケアなど

（平田純生・他監修，日本腎臓病薬物療法学会編：腎臓病薬物療法専門・認定薬剤師テキスト，じほう，2013，p66）

(6) 皮膚瘙痒症治療薬

透析に伴う痒みの原因はさまざまです（**表3**）．痒みの原因を検証し，その原因を取り除きます．そのうえで，対症療法の薬物治療を行います．

乾燥肌には保湿外用剤を塗布します．保湿外用剤は入浴後すぐに塗布します．抗ヒスタミン薬や抗アレルギー薬による既存治療で効果不十分な場合には，κ受容体作動薬であるナルフラフィン塩酸塩を投与します．ナルフラフィン塩酸塩は1日1回夕食後または就寝前に服用します．しかし，副作用として不眠が5％以上と報告されているため，服用時間を早めるなどの対処が必要です．

(7) 抗凝固薬

HD時の血液体外循環時の灌流血液の凝固防止に抗凝固薬を投与します．HDのほとんどがヘパリンを用いて行われます．低分子ヘパリンは通常のヘパリンに比べ出血傾向を助長しません．ナファモスタットメシル酸塩は，半減期が短く，抗凝固作用はダイアライザー内にほぼ限局されるので，出血傾向がある場合のHDに用いられます．

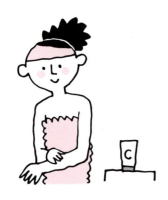

(8) 昇圧薬

透析中に起こる低血圧予防に透析開始時にアメジニウムメチル硫酸塩，ミドドリン塩酸塩，あるいは透析開始2〜3時間前にドロキシドパを服用します．

ドロキシドパは透析後の起立性低血圧や意欲の低下に対しても効果が認められます．ただし，過剰な水分摂取による体重増加，透析中の食事，持続性降圧薬の投与など，低血圧の原因を除去する必要があります．また，常時低血圧の場合，原因に応じた対処を行い，改善されない場合には昇圧薬の投与を考慮してください．

(9) 降圧薬

まずは，塩分・水分摂取が過剰になっていないかを確認します．透析導入後も排尿が認められる場合にはループ利尿薬の投与により，水分制限がやや軽減されます．Ca拮抗薬とARBは，透析性が低く，肝排泄型薬剤のため，用法・用量は腎機能正常者と同じで構いません．ACE阻害薬は陰性に荷電したAN69膜を用いるとアナフィラキシー様反応を誘発すると考えられており，併用禁忌です．α遮断薬は投与量の調節は必要ありませんが，起立性低血圧が問題となる可能性があります．β遮断薬の多くは脂溶性で透析性がないため減量する必要があります．

移植患者の薬物療法

腎移植では，拒絶反応を抑制し，長期生着のために免疫抑制薬が投与されます．免疫抑制薬は腎移植前または腎移植時から投与を開始します．拒絶反応予防薬として，カルシニューリン阻害薬，代謝拮抗薬，ステロイド薬，抗体製剤の4剤併用療法が行われます．またmTOR阻害薬が併用される場合もあります．拒絶反応が発症した場合には拒絶反応治療薬が投与されます．

(1) カルシニューリン阻害薬

タクロリムス水和物，シクロスポリンは移植後の免疫抑制療法の中心的役割を果たしています．これらの薬剤は有効血中濃度域が狭く，過量投与による副作用の発現および低用量投与による拒絶反応の発現などを防ぐため，移植直後は血中濃度の測定を頻回に行う必要があります．その後も定期的に測定し，投与量の評価を行います．また，同成分であっても剤形によって生物学的に同等ではなく，吸収が変化するため，切り替える際には，血中濃度を測定し，投与量の評価を行う必要があります．タクロリムス水和物の副作用として耐糖能異常や消化器症状が起きやすく，シクロスポリンでは多毛や歯肉肥厚の副作用が現れることがあります．また，薬物相互作用の多い薬剤であり注意が必要です．グレープフルーツジュースが代謝酵素を阻害し，両薬剤の血中濃度が上昇することがあるので，服用時はグレープフルーツジュースの飲用を避ける必要があります．

(2) 代謝拮抗薬

　代謝拮抗薬の中ではミコフェノール酸モフェチルを第一選択薬とすることが望ましいでしょう[4]．ミコフェノール酸モフェチルは定期的に血中濃度を測定し，投与量を調節します．ミコフェノール酸モフェチルには下痢などの消化器系の副作用が多くみられます．ミゾリビンは，腎排泄型薬剤であるため，腎機能に応じた用量調節が必要です．アザチオプリンは尿酸生成抑制薬であるアロプリノールとの併用で血中濃度が上昇し，骨髄抑制などの副作用が増強されます．そのため，併用する場合には，アザチオプリンの投与量を通常の1/3～1/4に減量する必要があります．

(3) ステロイド薬

　移植後初期には大量に投与し，維持量まで急速に減量します．ステロイド薬による副作用が危惧されるため，ステロイド薬の減量・離脱が試みられていますが，増量・再開しなければならない場合も少なくありません．

(4) 抗体製剤

　バシリキシマブは，移植術日と移植術4日後に投与を行います．

　リツキシマブは，ABO血液型不適合移植における抗体関連型拒絶反応予防に使用されます．移植術2週間前および1日前に2回点滴静注することを目安とします．

(5) mTOR阻害薬

　エベロリムスは，投与開始または用量変更後4～5日以上経過してから血中濃度を測定し，その後も定期的に血中濃度を測定します．シクロスポリンとの薬物相互作用があるためシクロスポリンの用量を変更する場合には，血中濃度を測定し用量調節を行います．また，食事の影響があるため，食後あるいは空腹時服用のいずれかとし，指示された服用時間を必ず守るよう患者さんに指導してください．

(6) 拒絶反応治療薬

　ステロイドパルス療法を第一選択とし，効果不十分な場合には，グスペリムス塩酸塩や抗ヒト胸腺細胞ウサギ免疫グロブリンの追加投与を行います．

(7) 免疫抑制薬投与時の患者指導

　免疫抑制薬の共通の副作用として易感染性が挙げられ，感染予防，早期発見に努める必要があります（表4）．また，免疫抑制薬は，長期生着のために，移植腎が正着している限り継続する必要があります．そのため医師の指示どおりに長期間服用し，自己判断による服用の中止や減量は急性拒絶反応を起こすため，絶対にしてはいけません．免疫抑制薬による副作用が出現した場合には投与量や種類を変更する必要があるため，副作用の前駆症状について十分に説明します．患者さんが理解

表4 免疫抑制薬の注意すべき副作用

一般名	注意すべき副作用
タクロリムス水和物	腎障害，高血糖，心不全，高K血症，全身痙攣，意識障害，肝障害，高尿酸血症，振戦　など
シクロスポリン	腎障害，高血圧，多毛，振戦，肝障害，低Mg血症，全身痙攣，意識障害，高血糖，高尿酸血症，高脂血症，歯肉肥厚　など
ミコフェノール酸モフェチル	下痢，白血球減少，高尿酸血症　など
ミゾリビン	骨髄抑制，腎障害，消化器系障害，高尿酸血症　など
アザチオプリン	肝障害，骨髄抑制，脱毛，口内炎　など
バシリキシマブ	アナフィラキシー症状　など
エベロリムス	口内炎，脂質異常症，創傷治癒不良，感染症，浮腫，蛋白尿，高血糖　など

していることを確認し，症状があればすぐに申し出てもらうよう指導します．

おわりに

　以上，透析患者・移植患者の薬物療法の内容や注意点について概説しました．保存期CKD時と，透析療法時，腎移植後では薬物療法は大きく異なります．透析患者では合併症を併発していることが多く，服用薬も多くなります．また移植患者では長期にわたる免疫抑制薬の服用が必要です．そのため医師や他の医療スタッフと協力し，患者さんの服薬状況や副作用について確認し，患者さんのQOL向上に貢献することが重要となります．

（木村　健）

文献

1) 日本透析医学会：慢性腎臓病に伴う骨・ミネラル代謝異常の診療ガイドライン．日透析医学会誌 **45**(4)：301-356，2012．
2) 日本透析医学会：2015年版慢性腎臓病患者における腎性貧血治療のガイドライン．日透析医学会誌 **49**(2)：89-158，2016．
3) 日本透析医学会：血液透析患者の糖尿病治療ガイド2012．日透析医学会誌 **46**(3)：311-357，2013．
4) Kidney Disease：Improving Global Outcomes(KDIGO) Transplant Work Group：KDIGO clinical practice guideline for the care of kidney transplant recipients. Am J Transplant **9**(Suppl 3)：S1-S155, 2009.
5) 木村　健編：疾患別設問式薬剤師に必要な患者ケアの知識，改訂総合2版，じほう，2014，p78，p336．
6) 平田純生・他監修，日本腎臓病薬物療法学会編：腎臓病薬物療法専門・認定薬剤師テキスト，じほう，2013，p66．

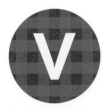

V

生活指導と心理的問題への対応・看護ケアの実際

1 教育・日常生活指導

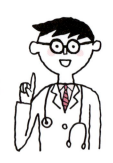

Point
- CKDの発症・進展には，生活習慣が大いに関与している
- 在宅CAPDは高齢者や心機能が悪い患者さんも行える

保存期CKD患者の教育・日常生活指導

(1) CKDの発症・進行のリスク因子

慢性腎臓病（CKD）の発症および進行のリスク因子としては，表1のような種々の病態が考えられています[1]．高血圧，糖尿病における耐糖能異常，肥満およびメタボリックシンドロームの有無，脂質異常症，膠原病，感染症，尿路異常，腎疾患の家族歴および低出生体重児，健診での検尿異常や腎機能障害，腎機能に影響する常用薬の有無，急性腎不全の既往，喫煙の有無，過剰飲酒，高齢，片腎などがリスク因子になります．その他，感染症の罹患，侵襲のある外科手術，妊娠・出産の影響が考えられます．食事療法や薬物療法に関しては，前項までに解説しましたが，本項では日常生活における教育・生活指導について解説します．

CKDの発症・進展には，生活習慣が大いに関与していることが明らかになってきました．エネルギー・食塩の過剰摂取，運動不足，飲酒，喫煙などの生活習慣がCKDの発症・進展に関与しています．生活習慣の乱れに基づくメタボリックシンドロームとその要因である肥満，血圧高値，血糖高値，脂質異常症などはそれぞれにCKDの発症・進展に関与しています（図）[2]．

表1 CKD発症あるいは腎障害進行のリスク因子

- 高血圧
- 耐糖能異常，糖尿病
- 肥満，脂質異常症，メタボリックシンドローム（生活習慣病）
- 膠原病，全身性感染症
- 尿路結石，尿路感染症，前立腺肥大
- 慢性腎臓病の家族歴・低出生体重
- 過去の健診での尿所見の異常や腎機能異常，腎の形態異常の指摘
- 常用薬（特にNSAIDs），サプリメントなどの服用歴
- 急性腎不全の既往
- 喫煙
- 高齢
- 片腎，萎縮した小さい腎臓

(日本腎臓学会，2009)[1]

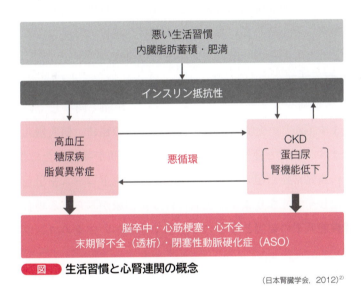

図 生活習慣と心腎連関の概念

(日本腎臓学会，2012)[2]

　高血圧に関しては，保存期CKDでは食塩の過剰な摂取により細胞外液量の増加をきたし高血圧を惹起することが考えられ，重篤になると心不全や肺水腫をきたします．したがって，高血圧がある患者さんでは，食塩摂取量は3～6g/日未満とすることが推奨されています．降圧目標は，CKDにおいては，血圧は130/80 mmHg未満に，糖尿病および蛋白尿がない場合は140/90 mmHg未満とします．高齢者では収縮期110 mmHg以下の過度の降圧は避けます．血圧は測定時間，食事，飲酒，喫煙，運動，入浴などの影響，仕事量やストレスなどの状況によっても変動するので，血圧に影響する状況があった場合には1時間くらい後に再度測定するように指導します．測定するときは必ず座位で心臓の高さの上腕にマンシェットを巻き測定するように指導します．指先用，手首用血圧計もありますが，上腕用血圧計が推奨

されています．CKDの患者さんに多くみられる夜間高血圧は，CKDの進行のみならず心血管疾患のリスクを増加させます．

　高血圧には起床時の血圧が異常に高くなる早朝高血圧，医療機関では正常でも家で測ると高くなる仮面高血圧や医療機関で測定時に緊張して血圧が上がってしまう白衣高血圧などがあります．朝の血圧測定は，起床後1時間以内，排尿を済ませてから1～2分間安静にした後に朝食前，服薬前，毎日同じ時刻に測ります．血圧の薬を飲んでいる人は，薬を飲む前に測ります．夜は就寝前に1～2分間安静にした後に測るように指導します．血圧の変化を把握するために測定記録を持参してもらうようにします．家庭血圧と診察室の血圧を参考にして，血圧の管理および治療を行います．ただし，急激な降圧は腎機能を悪化させる危険があり，また，脳梗塞や狭心症・心筋梗塞などを有している患者さんでは，過度の降圧により脳・心血管疾患を悪化させることもあるので緩徐な降圧を行います．

(2) 生活習慣病の改善

　CKDに生活習慣病やメタボリックシンドロームが深く関与していることが明らかになっています（図）[2]．生活習慣病は遺伝的要因の他に，個人個人の生活習慣が大きく関与します．過食と運動不足により内臓に脂肪が蓄積した結果，高血圧症，糖尿病，脂質代謝異常症が起こるとメタボリックシンドロームを呈し，蛋白尿や腎機能低下をきたしやすくなります．肥満に伴う蛋白尿がみられる場合は，肥満腎症が考えられ腎機能低下の要因となるので，標準体重への体重のコントロールを勧めます．

　生活習慣の是正には表2のような項目があります[3]．食塩摂取量は，6g/日未満に減塩を推奨します．野菜・果物は積極的に摂取し，コレステロールや飽和脂肪酸の摂取を控えるように指導します．

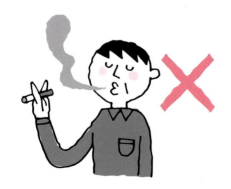
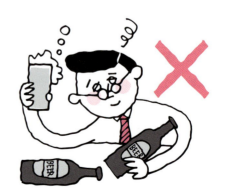

表2 生活習慣の指導

1. 減塩	6 g/日未満
2a. 野菜・果物	野菜・果物の積極的摂取[*1]
2b. 脂質	コレステロールや飽和脂肪酸の摂取を控える 魚（魚油）の積極的摂取
3. 減量	BMI（体重（kg）÷［身長（m）］^{2}）が25未満
4. 運動	心血管病のない高血圧患者が対象で、有酸素運動を中心に定期的に（毎日30分以上を目標に）運動を行う
5. 節酒	エタノールで男性20〜30 ml/日以下、女性10〜20 ml/日以下
6. 禁煙	（受動喫煙の防止も含む）

生活習慣の複合的な修正はより効果的である．
[*1] 重篤な腎障害を伴う患者では高K血症をきたすリスクがあるので、野菜・果物の積極的摂取は推奨しない．糖分の多い果物の過剰な摂取は、肥満者や糖尿病等のエネルギー制限が必要な患者では勧められない．

（日本高血圧学会高血圧治療ガイドライン作成委員会, 2014）[3]

　摂取エネルギー量は、性別、年齢、身体活動レベルで異なりますが、25〜35 kcal/kg体重/日が推奨されています．適正な体重を維持できるように体格指数（BMI）が25 kg/m^{2}未満になるまでに食事や運動で減量を行うことを勧めます．

　たんぱく摂取量は、ステージG3では0.8〜1.0 g/kg体重/日が推奨されています．G4〜G5ではたんぱく質摂取を0.6〜0.8 g/kg体重/日に制限することにより、末期腎不全への移行が延長できる可能性があります．ただし、十分なエネルギーの確保が必要です[4]．また、食事の摂り方や内服薬による血糖上昇を抑えるように指導します．糖尿病治療の基本は食事療法と運動療法です．心血管病がない高血圧患者では、有酸素運動を中心に定期的に毎日30分程度を目標に運動を行います．適正飲酒量は、エタノール量として男性では20〜30 ml/日（日本酒1合）以下、女性は10〜20 ml/日以下とします[5]．

　喫煙は肺がんの危険因子だけでなく、心筋梗塞、脳梗塞、糖尿病の危険因子でもあり、さらに蛋白尿、腎機能低下の危険因子でもあります．受動喫煙の防止も含めてCKDの患者には禁煙を推奨します．

通院透析患者の教育・日常生活指導

（1）血圧管理

　透析患者の血圧は、体液増加による体重増加の影響を強く受け、透析前は高く、透析後は除水により循環血液量は減少し血圧は下がります．また、レニン活性は、透析前は体液量の増加を反映し軽度低下または正常ですが、透析後は除水の影響で

腎血流量が低下し上昇します．また，自律神経調節からは交感神経系の亢進により血圧は上昇します．

したがって，透析患者の血圧測定については，時間（透析開始時，終了時，穿刺直前，終了時の返血前か後），体位（座位か臥位か），食事前，食事後などの要因を考慮します．安定した慢性維持透析患者における降圧目標値は，週はじめの透析前血圧で140/90 mmHg 未満とされています．透析中の血圧低下を避けるためには時間当たりの除水量を少なくすることが必要です．栄養障害などによる低アルブミン血症があると膠質浸透圧が低値となり plasma refilling rate が減少し，除水に伴って間質から血管内への体液移動が不十分となって血圧低下をきたします．

(2) ドライウエイト（DW）

DW とは，浮腫がなく，血圧が正常で，心胸比が50％以下の状態でそれ以下では血圧が下がる体重のことをいいます．ただし，末梢循環が維持できる体重を目標とするべきです．特に，高齢者や末梢血管病変や脳血管障害を有する患者さんでは少し高めに設定します．

日本透析医学会の統計調査委員会によれば，透析間の体重増加量が体重の2％以下および6％以上で予後が不良であったことから，透析間の体重増加は中1日ではDWの3％，中2日では5％以内に抑えられるように水分摂取を控えるよう指導すべきです[6]．

(3) 感染症の管理

透析患者は感染免疫能の低下により易感染状態にあり，種々の感染症に罹患しやすいことが知られています．感染経路からは血液媒介感染症，接触感染症，飛沫感染症，空気感染症が考えられます．日本透析医学会および日本透析医会より「透析医療における標準的な透析操作と院内感染予防に関するマニュアル」が出されています．血液媒介感染症としてはB型肝炎ウイルス（HBV）感染，C型肝炎ウイルス（HCV）感染，ヒトT細胞白血症ウイルスI型（HTLV-1）感染，ヒト免疫不全ウイルス（HIV）感染があります．透析患者におけるHBVおよびHCV陽性率は健常者に比べ極めて高く，汚染された血液製剤処置での感染や環境を介した感染が多くみられます．透析時は罹患患者のベッドの配置や穿刺順番を考慮します．スタッフは穿刺時に手袋，ゴーグルなどを装着し，感染防止策を遵守する必要があります．接触感染ではメチシリン耐性ブドウ球菌（MRSA）をはじめとする耐性菌の感染症が問題となります．特に，MRSA保菌者の把握と接触後の手指の消毒を励行します．飛沫感染にはインフルエンザ感染がありますが，罹患患者にはサージカルマスクを

着用してもらい，ベッド間隔を1m以上離し，スタッフも同様にマスクを着用します．

空気感染には肺結核がありますが，原則として陰圧空調設備がある部屋で透析を行い，スタッフはN96マスクを着用します．排菌がある場合は，感染症法に基づいた届け出が必要です[7]．

(4) 内シャントの自己管理

バスキュラールアクセスを長期に使用するためにシャントの自己管理ができるよう指導します．透析前は流水にてシャント部の洗浄を行います．シャント血流の評価としてスリル，狭窄部，穿刺部位の発赤・腫脹・熱感，静脈瘤の有無の確認，さらにシャント針抜去後の止血管理などを行うように指導します[8]．

(5) その他の生活指導

糖尿病における血糖コントロールの指標としてHbA1Cは腎不全では赤血球寿命が短縮していることから低めに出るので，影響を受けないグリコアルブミンが推奨されています．血糖のコントロールにインスリン療法を行っている患者さんでは，透析日は低血糖の出現に注意します．低血糖に対して経口で糖を補充するブドウ糖を含む飲料や，市販のブドウ糖などを携帯することを指導します．

透析患者は高齢化しており，多くの患者さんが心疾患，脳血管障害，末梢血管障害など種々の合併症を有しています（表3）．特に最近は，認知症のために家族の

表3 透析患者の合併症

1. 骨・関節の異常（二次性副甲状腺機能亢進症，線維性骨炎，病的骨折）
2. 腎性貧血
3. 呼吸器疾患（肺水腫，睡眠時無呼吸）
4. 心疾患（心不全，心外膜炎，虚血性心疾患，不整脈）
5. 脳・神経疾患（脳出血・脳梗塞，末梢神経障害）
6. 消化器症状（胃・十二指腸病変，虚血性腸炎，便通異常，angiodysplasia）
7. 内分泌異常
8. 血圧異常（高血圧，常時低血圧）
9. 末梢血管障害（閉塞性動脈硬化症（ASO），壊疽）
10. 後天性多発嚢胞腎 ACDK．泌尿器科系疾患
11. 悪性腫瘍（腎がん，消化器がん，肺がん）
12. 感染症（肺炎，結核症，血液媒介感染症，敗血症）
13. 蓄積症，沈着症（透析アミロイドーシス，破壊性脊椎関節症，手根管症候群，異所性石灰化）
14. 眼科系疾患（眼底出血，網膜症）
15. 性機能異常
16. 掻痒症
17. 栄養障害（malnutrition inflammation athrosclerosis 症候群）

介護，ホームヘルパー，訪問看護などが必要となることが多いので情報を広く伝えることが重要です．また，経口摂取が十分にできないときは，経管栄養やIVHまたは胃瘻造設などの栄養管理が必要となります．

在宅 CAPD 患者の教育・日常生活指導

末期腎不全の在宅透析療法としての持続携行式腹膜透析（continuous ambulatory peritoneal dialysis；CAPD）療法が確立されています．CAPD は高齢者や心機能が悪い患者さんにも行えるという利点があります．また1日4回バッグ交換を施行する方法と夜間に自動腹膜還流装置を用いる方法があります．

CAPD では腎臓の残存機能が維持されるという利点が注目されていましたが，腎臓の残存機能が失われてきた場合は腹膜透析のみでは限界があり，また腹膜の劣化による除水困難をきたし，血液透析との併用が避けられなくなります．さらに，長期 CAPD 症例および腹膜炎を繰り返す患者さんに発症する被囊性腹膜硬化症は重篤な合併症です．表4にCAPDの合併症を示します．

(1) 在宅 CAPD の導入から維持，そして腎臓の残存機能消失期

腎機能が低下してきたら，計画的に CAPD を導入することになりますが，この時期は患者さんに腎臓の残存機能があり透析液量も少ない量から開始が可能です．自他覚症状が認められない場合でも，GFR が 6.0 ml/分/1.73 m^2 未満の場合は導入を勘案することが推奨されています[8]．

維持期では，最低確保されるべき総透析量として総 Kt/V 1.7 が推奨されています．

尿量が低下し，腎臓の残存機能が低下してきたら，透析不足や体液過剰をきたし，血液透析の併用が必要となります．最終的には週3回の血液透析に移行することになります．

表4　CAPD の合併症

1. 注排液困難
2. 腹膜炎
3. 出口部感染
4. ヘルニア
5. カテーテル閉塞
6. 横隔膜交通症
7. 腹膜劣化：腹膜機能低下
8. 被囊性腹膜硬化症

(2) CAPDの自己管理

　患者さん自身がバッグ交換の手技を習得して自宅で行いますが，上肢の麻痺や視力障害や認知症のある患者さんでは家族の支援が必要になります．

　腹膜透析（PD）液は通常6〜10l使用しますが，PD液の糖濃度，pH（現在は中性液），Ca濃度，イコデキストリン液など，患者さんの病態に合わせた選択がなされます．PD液は宅配されるので，患者さん自身でPD液を管理・保存し，在庫を常に確認する必要があります．

　使用するPD液は加温機で温め，PD液バッグの隔壁を開通させ混合する必要があります．

　バッグ交換時は，PD液バッグと接続チューブのキャップを外し，清潔に速やかに接続します．接続後は，排液，プライミング，注液を行います．注液が終わったら，接続部分を外し，新しいキャップを清潔に装着します．現在多くの患者さんは，紫外線照射下で自動接続デバイスを使用しています．

　夜間に自動腹膜還流装置を用いる方法では，就寝時に設定した交換を自動で行うことができます．通常は，PD排液量からの除水量を測定しますが，体重増加がなければバランスが取れていることになります．また，患者さん自身による家庭血圧測定は体液過剰による溢水状態の把握に必要です．

　排液の性状を観察することも大切です．特に排液の混濁は腹膜炎の徴候であることが多く，すぐにかかりつけの医療施設を受診する必要があります．腹膜の損傷の場合や女性の場合は排卵に伴い，ときに血性になることがあります．

　出口部の観察も大事です．特に不良肉芽形成やトンネル部の発赤や圧痛の観察が必要です．また，PD液による腹圧上昇により，鼠径ヘルニアや臍ヘルニアがみられることがあり，手術が必要になることがあります．排液困難や注液困難があったときは，腹膜カテーテル位置異常や大網が絡まっていることが疑われます．腹腔鏡による整復が必要になることがあります．CAPDの自己管理においては手技の修得だけでなく，常に自身を観察し，異常があったときにはすぐに医師へ申し出ることも重要となります．

(3) 腹膜炎

　現在は紫外線照射下で自動接続デバイスを使用することによって腹膜炎の発生は少なくなっていますが，腹膜炎では発熱や腹痛を伴い，PD液が混濁してきます．多くは接続時の接触感染ですが，トンネル感染から併発することもあります．PD液中の白血球の増加がみられるので早期に診断し，抗菌薬による治療を行う必要が

あります．治療が遅れると難治性となることがあります．

(4) 被嚢性腹膜硬化症

重篤な合併症に，腸管の癒着による被嚢性腹膜硬化症があり，腸閉塞症状をきたします．腹膜機能検査として腹膜平衡試験を行うと腹膜の劣化の所見がみられ，除水困難となります．腹膜機能検査にてCAPDを中止することにより，被嚢性腹膜硬化症の発症への進展を予防できます[9]．

(原田孝司)

文献

1) 日本腎臓学会編：CKD診療ガイド2009，東京医学社，2009．
2) 日本腎臓学会編：CKD診療ガイド2012，東京医学社，2012．
3) 日本高血圧学会高血圧治療ガイドライン作成委員会編：高血圧治療ガイドライン2014，日本高血圧学会，2014．
4) 日本腎臓学会編：腎疾患の生活指導・食事療法に関するガイドライン，東京医学社，1998．
5) 日本腎臓学会編：エビデンスに基づくCKD診療ガイドライン2009，東京医学社，2009．
6) 日本透析医学会：維持血液透析ガイドライン：血液透析処方．透析会誌 **46**：587-632，2013．
7) 日本透析医学会・他：透析医療における標準的な透析操作と院内感染予防に関するマニュアル（3訂版），平成19年度厚生労働科学研究補助金（肝炎等克服緊急対策研究事業），2008．
8) 日本透析医学会：慢性血液透析用バスキュラーアクセスの作製および修復に関するガイドライン．透析会誌 **44**：855-937，2011．
9) 日本透析医学会：腹膜透析ガイドライン．透析会誌 **42**：285-315，2009．

2 精神・心理的問題とその対応

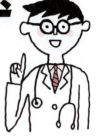

> **Point**
> - 透析導入期には,「死の受容」に類似した心理的な変化を遂げ,最終的に透析を「受容」し,さらに「適応」していく
> - 透析導入期に速やかに透析を「受容」するには医療者側の十分な情報提供が重要である
> - 医療者サイドは「聴取」,「理解」,「共感」,そして「支持」というプロセスを認識し患者に対応する
> - SDM を用いた療法選択外来が推奨される

はじめに

　透析患者は多くのストレスを背負っています．そのストレスは，身体的なストレス，精神的なストレス，経済的なストレス，さらに社会的なストレスなど多岐にわたるものであり，透析を行っていない者には決して想像することができません．「透析導入」は，患者さん本人だけではなく家族にとっても大きなストレスとなります．われわれ医療スタッフは患者さんの家族に対しても，十分に配慮する必要があります．

　透析の導入に伴い末期腎不全(ESKD)患者にはさまざまな心理的変化が生じます．この変化はエリザベス・キューブラー＝ロス(1926〜2004)の提唱した末期がん患者の「死の受容」につながるものです．しかし，末期がん患者の「死の受容」と大き

く違う点として，透析の導入は「死」につながるものではなく，むしろ「生」につながる変化であるといえます．そこに根本的な違いがあるのです．

これまでに透析患者の心理的特徴に関する検討は多数報告されています．田上ら[1]は過去に報告された22の国内論文を分析し，心理的な特徴，受容の面から議論しています．透析患者の特徴として，「透析療法は生きるために必須の治療でも，できることならやりたくない」と，「透析を受容」した後にも，常に精神的な葛藤があると述べています．このように，透析患者は導入後も心理的な変化があるため，心理的特徴を一概に論じるのは極めて難しいのです．ここではこれまでの報告に基づいて，ESKD患者の透析導入に伴う精神的・心理的な諸問題に関して概説します．

透析患者の心理的な問題として近年話題になるものとして，「透析の中止」，あるいは「透析の非導入」といった「終末期医療」の問題があります．これまで日本では「終末期医療」に関して議論することは少なく，むしろ「タブー」とされてきました．しかし，近年，高齢の透析患者が多くなり，医療費増大に関する経済的な問題も生じている中，「終末期医療」は今後避けて通れない問題です．また，最近話題になっている「療法選択外来」や「SDM (shared decision making)」も，患者さんが透析療法を受け入れる過程として重要です．SDMに関しては，透析の受け入れ時のESKD患者への説明によって大きく受け入れ状況が変化します．

また，現在のところ「終末期医療」に関して現状を表すエビデンスは存在していません．

透析導入期の精神・心理的諸問題

(1) 透析導入に伴う透析患者のストレス

透析を受ける患者さんは多くのストレスを感じています．その侵襲性の刺激（ストレス）は身体的な問題，精神的な問題，そして社会的，経済的な問題に分けられます．透析導入に伴って生じるストレスを表に示します[2]．

(2) 透析導入に伴う患者の心理的変化―透析の受容と死の受容（図1）

エリザベス・キューブラー＝ロスは『死ぬ瞬間 (On Death and Dying)』の中で，人が死を受け入れる（受容）までの流れにはいくつかの段階があり，その段階として，①否認（自分が死ぬということは嘘ではないのかと疑う段階），②怒り（なぜ自分が死ななければならないのかという怒りを周囲に向ける段階），③取引（なんとか死なずにすむように取引をしようと試みる段階，何かにすがろうという心理状態），④抑うつ（落ち込んで何もできなくなる段階），そして，⑤受容（最終的に自分が死

表　透析導入時に生じるストレス

A. 身体的なストレス	B. 精神的（心理的）なストレス
1. 慢性腎不全の尿毒症に伴う身体的な不良（尿毒症症状） 2. 糖尿病，慢性腎臓病，高血圧などの原疾患に伴う身体的不良 3. 貧血，掻痒症などの腎不全合併症に伴う身体的な不良 4. 脳梗塞，脳出血，心血管合併などの脳循環障害合併よる身体的不良 5. 二次性副甲状腺機能亢進症，レストレスレッグス症候群，手根幹症候群，皮膚掻痒症など，透析特有の合併症に伴う身体的な不良 6. 末梢循環不全，steal症候群，sore thumb症候群などの四肢合併症，さらにADLの低下に伴う身体的な不良 7. 使用薬物（アルミニウム，吸着剤，ステロイド等）に伴う身体不良 8. 透析不足に伴う身体不良 9. 加齢に伴う身体不良 10. 長期透析に伴う身体不良 11. その他	1. 透析を行うこと自体への拒否 2. 今後一生透析を行っていくことへのストレス 3. 自分が障害者になったという意識 4. 時間的な制約へのストレス 5. 食事摂取制限（K制限，P制限，塩分制限，たんぱく制限など）のストレス 6. 飲水制限のストレス 7. 日常生活が制限されることへのストレス 8. 家族や周囲の人への精神的な負担 9. 医療スタッフに対する精神的な負担 10. その他 C. 社会的，経済的なストレス 1. 仕事を継続できるかという不安 2. 人間関係のストレス 3. 今後の経済的負担への不安 4. 家族の負担のストレス 5. その他

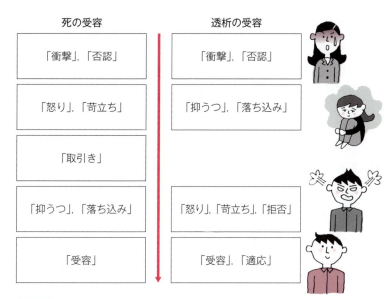

図1　「死の受容」と「透析の受容」に至る心理的な変化

に行くことを受け入れる段階）に至ることを終末期患者多数例の分析から明らかにしました[3,4]．患者さんが重篤な疾患を受け入れる過程においても，同様なプロセスが必要と考えられ，末期がん患者が自身の病気を受け入れる過程とよく比較され

ています.

　ESKD患者の透析導入に関しても，透析を受け入れる過程は同様な心理的経過をたどります．しかしながら「死の受容」と「透析の受容」では，根本的に大きな違いがあります．まず慢性腎不全患者は透析を行うことで死に至ることはありません．むしろ「生」につながる治療といえます．その点は，末期がんや死を受け入れる過程とは大きく異なります．特に，透析の受容によって患者さんの状態は改善し，健常者と変わらない生活ができる可能性も十分にあります．透析導入後素晴らしい仕事をしている患者さんも多数おり，その点では「透析の受容」は「希望」につながる可能性を秘めています．したがって，早い時期から「透析を受容」し，その後の生活設計をしっかり立てることは豊かな生活のために重要です．医療者側は，そのことを十分に説明し，患者さんが透析を「受容」し次の生活設計を立てられるように導いていく責任があります．

　しかしながら透析を「受容」し，充実した透析生活を送れるようになるまでの過程には，エリザベス・キューブラー＝ロスの「死の受容」に至る過程と同一の傾向があります．実際には患者さん自身が腎機能の悪化を告げられ透析導入に至る時期の心理的な変化は，その経過や状態，患者さんの背景によってさまざまです．糖尿病などの慢性疾患に伴い，数年をかけ徐々に腎機能が悪化した場合，また慢性腎炎の患者さんが厳しい食事療法を行った結果数十年で透析に至った場合，外傷や急性腎炎などで急激な腎機能の悪化から数日で緊急導入に至る場合など，患者さんの心理的な変化には大きな違いがあります．しかしながら，どのような場合にも維持透析へ移行する場合の心理的な変化には，疾患を理解して，その治療を受容するというプロセスがあります．疾患ならびに治療を受容するプロセスには一定の経過があります．この受容へ至るプロセスにはいくつかのモデルが提唱されていますが，おおむね以下のような経過をたどります．

(3) 透析導入に伴う患者さんの心理的変化とその対応 (図1)
①「衝撃」と「否認」

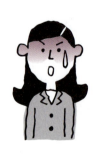

　透析導入を告げられたとき，まず患者さんの心理で最初に起こる反応は「衝撃」と「否認」です．患者さんは透析という現実に直面し，大きな「衝撃」を受けます．この時期に感じる感情は多くの場合「なぜ私が透析を行わねばならないのか？」という透析そのものへの「否認」であり，これは末期がんなどを告げられたときに生じる「否認」と共通な感情です．この時点ではショックに

より，大きく落ち込む患者さんもいます．透析導入という現実を目の前にして，初めて今までの健康な生活を失った事実に気がつき，落ち込むことになります．

② 「抑うつ」と「落ち込み」

このときに生じる感情は多くの場合「喪失感」と「不安」であり，その結果「抑うつ」と「落ち込み」に至ります．「健康な生活を失うことへの喪失感」，そして「これまでどおりの社会生活を続けていけるのか？」，あるいは「周囲や社会から見放されるのではないか？」という「不安」です．これは透析導入を告げられた時期から，透析導入初期にわたって数カ月間続く場合が多くみられます．この「喪失感」と「不安」の原因は，情報不足に伴うところも多く，このときにできる限り十分な情報を提供し，透析に対する患者さんの不安を少しでも取り除くことが重要です．患者さん自身も，そして患者さんの家族もこの透析導入前期から透析導入直後には先に示したような，多くのストレスを感じます．それに対して，医療者側が十分な対応をし，この状況を少しでも改善させていくことが重要となります．透析の導入に当たって，腎不全教室などで十分な情報提供を行われている場合には，このような感情の変化は少なく，初期から透析を「受容」し，透析生活に「適応」することが可能となります．

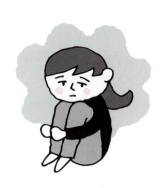

③ 「怒り」と「苛立ち」，そして「受容」へ

この時期を過ぎると，一部の患者さんでは自分が置かれた透析という状況，そして自分の運命に対して「怒り」と「苛立ち」が表面に出てくる場合があります．これも「死の受容」と同一の反応ですが，透析患者に生じるこの時期の「怒り」と「苛立ち」は先の喪失感，そして不安へ対する表現方法の1つです．一番の「怒り」の根源は，「なぜ私が透析をしなければならないのか？」という，透析を行うこと自体への「否認」から発生する「怒り」です．この時期には家族につらくあたり，医療者に対して攻撃的な態度をとる患者さんがいます．医療者による指導に対して拒否的な態度をとり，ちょっとしたミスに対して過剰な反応を示すことがあります．

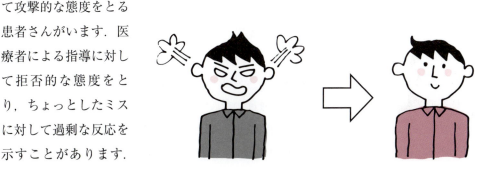

この状態が長期にわたって持続する患者さんは一部にいますが，多くの場合は一過性であり，その後透析という現実を「受容」し，透析を行う生活に「適応」していきます．この「受容」と「適応」が，その後の豊かな透析ライフを送るための重要な筋道なのですが，この「受容」と「適応」が不十分な場合，透析の「拒否」につながることがあります．

また，「透析の受容」では「死の受容」でみられるような，「生きるために何かにすがろう」とする「取引き」の過程はみられません．これは「透析」は「死」に至る「病態」ではなく「生きる」ための「手段」であり透析自体が確立した治療であり，「取引き」をする必要はないためです．

④透析の「拒否」とその対応

透析の「否認」と「拒否」は，透析導入後の「受容」に至る過程に，しばしば生じる心理状況です．多くの患者さんでは「否認」の心理が生じても，一過性で軽度の場合が多く，そのために透析治療への妨げになることはあまりありません．しかしながら，医療者による患者さんへの対応が不十分であった場合や，透析初期に何らかの合併症などが生じた場合に，透析に対する強い「否認」が生じて，その後の治療やケアに対する妨げとなる場合もあります．これを「病的否認」といい，最悪の場合には透析の「拒否」につながります．そのようなことがないよう，導入期では患者さんへの初期からの十分な対応が望まれます．

このような問題に対応しようとするときに重要なことは，「①個々の患者さんごとに症状や経過，疾患や治療，苦痛に感じること，さらに生活への影響などを詳しく聞くこと（聴取，傾聴）」，「②患者さんの心理的，社会的な状況も含めて十分に理解すること（理解）」，「③この理解に基づいて共通の理解のうえで共通目標などを設定すること（共感）」，「④患者さんが前進できるよう導き，そして支えていくこと（支持）」です[1]．そして，個々の患者さんの直面する問題があれば，可能な限りその問題を解決していく，あるいは解決するよう努力していきます．このような透析導入期の患者さんの理解を深めるために，患者さんの多数に共通すると思われる心理を知ることは大きな助けになります．

このような心理的な変化に影響を与える因子として田上らは，原因疾患，さらに家族・友人のサポートがあると報告しています[1]．特に原因疾患としての糖尿病はこれまでに疾病の管理が不良である場合が多く，自己を否定的に考える傾向があります．そのような患者さんでは，透析の「受容」も困難な場合があります．また「受容」の過程に家族・友人のサポートは大きな影響を及ぼします．そのためにも，患

者さんへの早期の情報提供と，患者さんへの「聴取，傾聴」が重要であることを報告しています．

⑤コミュニケーションスキルの重要性

透析を「受容」できない患者さんでは，しばしば透析への「拒否」が生じます．そのときに医療者に対する態度は「怒り」，そして「苛立ち」の形で現れます．

自己管理ができない患者さん，わがままを言って怒ってばかりいる患者さん，医療者に反抗的な態度をとる患者さん，これらはいずれも「困った患者さん」であり，「悪い患者さん」としてのレッテルが貼られます．これらの患者さんは，患者さん本人の性格や認知症など，修正困難な原因をもつ場合も多いですが，一方何らかの正当な理由がある場合もあります．この理由はちょっとした誤解や認識不足から生じている場合もあります．たとえば「言葉使いへの不満」，「隣の患者さんとの相性が悪い」など，ほんのちょっとした理由から発生している場合です[5]．しかしながら，十分なコミュニケーションができていないために，それが波及して透析への「拒否」に至ってしまいます．ここで重要なことは，先に示したように「聴取」，「理解」，「共感」，そして「支持」というプロセスを認識して，患者さんに対応することです．そのためには医療者は十分なコミュニケーションスキルを有することが必要となります[6]．医療者側の意見を一方的に押しつける，逆に十分な知識をもたずに感情だけで患者さんに対応するなどは慎むべきです．医療者も「困った医療者」にならないよう，十分なコミュニケーションスキルを身につける必要があります．

⑥透析の「受容」と「適応」

このようなプロセスを経て，大多数の透析患者は「受容」と「適応」に達します．「適応」はわかりにくい言葉ですが，「①自分の苦境に対処する方法を考えることができる（病気のことはなるべく考えない，病気に関する情報を集め心理的なストレスを軽減させる，少しでも体によいことをするなど）」，「②将来に対して見通しを立て，ある程度楽観的な見方ができるようになる」，「③そして社会活動を再開させるなどの前向きな生活を送ること」を意味しています[3]．なお「適応」できた患者さんでも，透析への「否認」が完全に消失することは稀で，「腎臓移植などで今の苦境からいつかは脱却することができるだろう」という「希望」のような形で残ることが多くみられます．

⑦療法選択外来とSDM

このように透析療法を受け入れる過程において，患者さんへの十分な情報提供，さらに患者さんに関する情報収集とその共有，患者さんの十分な理解を目的として，

「療法選択外来」を設置する病院が増加しています．療法選択外来とは，透析療法にかかわる医療スタッフが協働して患者さんに透析療法の説明，さらに透析方法の決定（血液透析，腹膜透析，腎臓移植）へ導くための外来です．これは透析療法を多職種（医師，看護師，臨床工学技士，管理栄養士，薬剤師，ソーシャルワーカーなど）によるチームで説明することで，患者さんの透析療法の「受容」を容易にするとともに，透析療法の選択に患者さん自身が関与することで，透析療法への「適応」へ導くことを目的としています．ここでは「患者さん自身」と「患者さんの家族」へ十分な説明を行い，ときにはすでに透析を行っている患者さんもその説明者に加わることがあります．その結果，「患者さん自身」だけではなく「患者さんの家族」も透析療法を十分に理解でき，その後の心配や不安，ストレスの軽減が期待できます．

　また，療法選択における説明方法としてSDMも重要な療法説明のテクニックです．SDMはもともとがんの治療方法選択に用いられた手法です．透析療法の説明には医療者側からの療法説明が行われ，患者さん自身がその療法説明に同意することで透析療法が開始されます（インフォームドコンセント，情報の提供と同意）．これまで透析療法においては医療者側からの一方的な説明が中心に行われていました．SDMでは，医療者側は患者さんの状況，社会的な背景，今後の生活目標などを患者さんから聞き取ります．個々の説明を患者さんが十分に理解し，さらに患者さん自身の生活状況や将来への希望をしっかり伝えて双方向性の議論を十分に行い，患者さんが納得したうえで透析導入，さらに末期腎不全療法を決定するのがSDMです（図2）．この双方向性の議論は，患者さんの透析療法の「受容」と「適応」に大

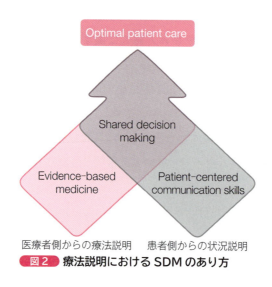

図2 療法説明におけるSDMのあり方

きく役立つものと期待されています[7]．

維持透析患者の精神・心理的諸問題
―長期(維持)透析患者の心理的変化

　維持透析患者の心理的な特徴に，前述の心理的なプロセスが繰り返されることがあります．すなわち「適応」した後も，「落ち込み」，「否認」，そして「怒り」の感情が繰り返して生じてくる場合があります．その理由は維持透析が長期にわたって継続する治療であり，合併症の発症などでその環境や状況が大きく変化するためです．特に，糖尿病などが原疾患である慢性腎不全患者では，心血管合併症や末梢循環不全，網膜症などの合併症により，歩行困難や，ときには失明に至る場合もあります．これらの合併症によって，せっかくうまくいっていた透析生活が急に変化することもあります．多くの透析医が経験することですが，突然の眼底出血によって失明し，透析病院への通院が困難となる場合や脳出血の合併によって寝たきりになる場合など，急激に生活状態が悪化する場面があります．このような合併症の発症によって，再び「抑うつ状態」となる患者さん，さらには「怒り」から，透析を「拒否」する患者さんもみられます．この「怒り」や「拒否」の背景には，思いどおりにいかない状況への「苛立ち」，家族や医療者に迷惑をかけることへの「心理的負担(ストレス)」，さらに自分が生きていくことへの「不安」などの心理状況があります．このような患者さんに対して，医療者は「聴取」，「理解」，そして「共感」の態度で接し，患者さんの問題をできる限り明確にし，それを解決する方法を示していくことが重要です．

　繰り返される生活指導や，若い医師や看護師からの指導に「自尊心」を傷つけられ，心ない一言に「抑うつ」状態となる患者さんもときにみられます．また十分な自己管理ができないことへの「苛立ち」，「自信の低下」，さらに落ち込んでいるところに繰り返される指導への「反発」，これらの感情から医療者に対して「拒否的」な対応をとる患者さんもいます．特に，透析患者は高齢者が多く，自分の子どもや部下のような若いスタッフに怒られることへの「苛立ち」や，「自尊心」を傷つけられた場合などから「拒否的」な態度をとることが多くみられます．患者さんに対しては常に同じ目線で対応することが重要です．特にへりくだる必要は全くありませんが，「聴取」，「理解」，そして「共感」の態度で接することが重要です．

おわりに

　ESKD患者の心理的な変化と諸問題を，透析導入期と終末期に分けて論じました．透析導入期には，「死の受容」に類似した心理的な変化を遂げ，最終的に透析を「受容」し，さらに「適応」していきます．透析導入期に速やかに透析を「受容」するには医療者側の十分な情報提供が重要ですが，そのためには医療者側が「聴取」，「理解」，「共感」，そして「支持」というプロセスを認識して，患者さんに対応することです．

　一方，ESKD患者さんの終末期医療に関しては，最近の問題として「透析の非導入」と「透析の中止」があげられます．ESKD患者における「透析の非導入」と「透析の中止」は即「死」を意味しており，日本の臨床現場でも「透析患者の終末期医療」が問題となっています．こういった問題を解決するためにも透析医学会や透析医会などが中心となり，早急に「透析非導入指針」や「透析中止基準」を明確にする必要があります．

（中元秀友）

文献

1) 田上 功，渡曾丹和子：血液透析療法を受ける患者の心理的特徴に関する研究の分析．医療保健学研究 **2**：175-183, 2011.
2) 平松美紀：透析患者および家族の心理．透析看護（日本腎不全看護学会編），第2版，医学書院，2005, pp284-289.
3) 大平整爾：企画にあたって―透析患者の心の揺れ動き．臨透析 **24**：1361-1362, 2008.
4) E. キューブラー・ロス，鈴木 晶訳：死ぬ瞬間―死とその過程について，中公文庫，2001.
5) 大坪みはる：困った患者と困った医療者．透析ケア **15**：884-887, 2009.
6) 水附裕子：コミュニケーション技術の概要と実際．透析看護（日本腎不全看護学会編），第2版，医学書院，2005, pp197-202.
7) Rosner MH et al：Perspectives from the Kidney Health Initiative on Advancing Technologies to Facilitate Remote Monitoring of Patient Self-Care in RRT. *Clin J Am Soc Nephrol* **12**：1900-1909, 2017.

3 看護ケアの実際

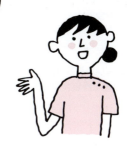

Point

- 腎臓リハ看護は患者さんのADL，IADLの自立とQOLの維持・向上にかかわる専門性の高い看護
- 腎臓リハ看護においては患者さんに必要なセルフマネジメント教育と支援が重要
- リハの継続には看護師による患者さんの生活支援と心理的支援が重要

はじめに

「腎臓リハビリテーションにおける看護ケアとは何か」これは医療者の中でも十分周知されているとはいえません．本来，「リハビリテーション／Re-habilis」という用語は，ラテン語に由来し，"障害から生活を取り戻す"という意味があります．しかし，いまだ「リハビリテーション＝身体機能障害者に対する機能回復訓練」というイメージがあり，「腎臓リハ看護」においても機能回復訓練や透析患者への運動療法の支援に対する研究・報告が多くみられます．

リハビリテーション看護とは

リハ看護の定義については，日本リハビリテーション看護学会[1]，アメリカ看護師協会[2]の定義があります（表1）．「看護の目標は，障害を抱えた対象者の"生活

表1 腎臓機能障害程度等級表

	リハ看護の定義
日本リハビリテーション看護学会	疾病・障害・加齢などによる生活上の問題を有する個人や家族に対し，障害の経過や生活の場にかかわらず，可能な限り日常生活活動（ADL）の自立とQOL（生命・生活・人生の質）の向上を図る専門性の高い看護である．
アメリカ看護師協会（日本看護協会 翻訳）	リハビリテーション看護とは，一時的に，または進行性に，あるいは恒久的に，その生理学的機能や心理的適応，社会適応，経済状態，職業などを妨げたり，変化させたりするような，疾病または身体障碍を持つ個人あるいは集団の看護である． リハビリテーション看護の目指すところは，合併症の予防，および身体的・心理社会的な健康の最善の回復と保持である．

（日本リハビリテーション看護学会）[1]（アメリカ看護師協会，1979）[2]

の再構築"であり，看護の目的は，対象者の日常生活活動（ADL）の自立とQOL（生命・生活・人生の質）の向上を図ること」です．

また，看護の実践においてヴァージニア・ヘンダーソン（看護理論家）は，著書『看護の基本となるもの』の中で，看護とリハの概念について繰り返し述べ，最後に「もう一度強調しておくが，リハビリテーションは看護のあらゆる局面にかかわっており（中略），看護師はいかなるときも患者が身体機能の独立性を保持および再獲得するのを助けることの重要性を見失ってはならない」[3]と述べています．

腎臓リハビリテーション看護と対象の理解

（1）腎臓リハビリテーション看護とは

腎臓リハ看護は，「腎疾患により治療や生活上の調整が必要な患者個人や集団（家族，社会）に対し，障害の経過や生活の場にかかわらず，可能な限りの日常生活（ADL，IADL）の自立と健康の回復，QOLの維持・向上を図る専門性の高い看護」です．

（2）腎臓リハビリテーション看護の対象者と看護

腎臓病の多くは慢性疾患であり，原疾患，腎機能障害の程度，発達段階や背景，病状，治療，症状，療養生活は，個々で異なり，それぞれの関係性も複雑です．また，患者さんと家族は生涯にわたり継続的・連続的なセルフマネジメントが必要であり，腎機能の状態にあわせて，食事療法や薬物療法，生活習慣改善などを行います．腎不全が進行すれば，腎代替療法（血液透析，腹膜透析，移植）も必要になり，新たな合併症への対処を行います．

したがって看護師は，対象者の原疾患（糖尿病，慢性糸球体腎炎など），高血圧，加齢，病期（保存期，導入期，維持期，終末期等），疾病受容の段階[4]，セルフマネ

ジメントに対する自己効力感（self efficacy）[5]や心理状況を確認し，他職種と連携して対象者の状況を正しく理解し，評価する必要があります．そのうえで対象者に必要なセルフマネジメント教育と支援を実施します．

腎臓リハ看護のゴールは，対象者が生活を再構築し，在宅生活を送られるようになることです．そのためには，対象者の立場で，実現可能な方略について計画することと，対象者を取り巻く社会環境への介入も必要です．

さらに，看護師によるリハ看護提供の場も，医療施設（外来，入院病棟，透析室など），在宅，地域などとさまざまで，業務もそれぞれ異なります．しかし入院病棟では脳血管障害をもつ患者さんへの機能訓練を除き，リハの対象となる患者さんへのリハ看護介入は極めて少ない状況です．

一方，透析室では，透析患者は週3回の通院が必要で施設滞在時間も長いことから，透析治療時間を利用した運動機能に対するリハを実施する施設も増えています．

腎臓リハビリテーション看護の実践

(1) 腎臓リハビリテーション看護とICF

対象者の生活機能のアセスメントの枠組みに国際生活機能分類（International Classification of Functioning, Disability and Health；ICF）[6]があります（図）．ICD-10（国際疾病分類第10版）が，「健康状態」を病気，変調，障害等で分類した病因的枠組みであるのに対し，ICFは，「生活機能」を「健康の基本要素」として位置づけたものであり，医療者には「すべての人々が健康的に，その人の生活と人生をより良くする」ための支援が求められています．さらに3つの生活機能レベル（心身機能，活動，参加）のいずれにも偏らず，常に生活機能の全体像をみて3レベル間の相互作用を重視することが重要です．また，「健康状態」・「環境因子」・「個人因子」の影響を評価し，問題解決に向けてあらゆる方面からの介入も求められています．

看護の対象も健康状態にかかわらず，あらゆる人に行われる全人的ケアであり生活を支援する点でリハの考え方と

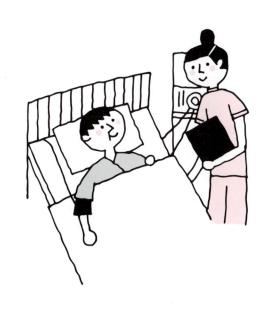

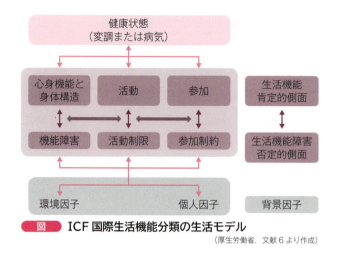

図　ICF 国際生活機能分類の生活モデル
(厚生労働省，文献6より作成)

一致しています．

(2) 腎臓リハビリテーション看護と対象者の経過

　腎臓リハ看護は，対象者の経過別に，①予防的リハ，②急性期リハ，③回復期リハ，④維持期（慢性期）リハ，⑤終末期リハに分類されます（表2）．患者さんの発達段階や病状，病期，治療内容などによって，看護介入の場や看護の視点，ゴール，具体的な看護介入は異なります．ただし，目標はどの病期においても，その人らしく過ごせる生活の再構築と，可能な限りの日常生活の自立と QOL の維持・向上です．

(3) アセスメントと ICF の活用

　臨床では，施設ごとにさまざまな看護理論家のアセスメントの枠組みを使用していますが，リハの分野では，前述の ICF が活用されます．WHO は ICF を「"生きることの全体像"を示す"共通言語"」としています[7]．現在の医療・介護の場では，患者さんの置かれた状況をそれぞれの職種が異なる専門用語やアセスメントの枠組みを使用しているため，相互理解が進まず，患者情報を正しく把握できないという問題があります．しかし ICF は，多職種・他施設との情報共有が容易で，それぞれの影響の強さを確認することができます．

　腎臓病は，長期にわたる服薬治療や食事療法，生活習慣の改善などに伴い，生活機能のすべてに大きな影響を受ける疾患です．さらに腎代替療法が必要になれば，仕事や他者との交流，家族関係など社会生活全般の影響も大きくなります．看護師は，対象全体の影響をアセスメントして看護介入する必要があります．表3に，各領域の分類とアセスメントの視点を示します．

表2 経過別 腎臓リハビリテーション看護実践

時期及び目的	対象者の状態・CKD（慢性腎臓病）ステージ	腎臓リハ看護アプローチの場	看護の視点
予防的リハ	・発症前からCKDステージG1～G5. ・透析導入後, 腎移植後.	・在宅, 会社や地域など社会生活におけるリハ支援.	・CKD発症予防, およびCKDの進展・悪化防止に対する, セルフマネジメント教育と継続を支援する.
急性期リハ	・CKDステージG5. ・腎代替療法（透析）導入期. ・合併症や新たな疾病の発症時期. ・腎臓移植周手術期, その他の周手術期.	・医療施設の看護師と患者・家族, 地域社会（保健師など）が連携し, 早期から在宅復帰に向けてアプローチを行う. ・移植施設, 周手術期の担当と透析施設の連携, 地域在宅スタッフとの連携.	・急激な身体侵襲に伴う症状の早期発見と回復の促進, 心理・社会的危機の回避, 日常生活活動・セルフケアの援助, 社会的支援が必要. ・入院, 治療に伴う低運動状況による不使用性シンドロームの発症を予防する. ・患者さんとともに家族に対する不安緊張の軽減を行う.
回復期リハ	・導入期から維持期への移行. ・腎移植後の生活への移行. ・手術や合併症, 新たな疾病からの回復.	・医療施設の看護師と, 患者・家族, 地域社会（保健師など）が連携して, 生活の再構築に向けて継続的にアプローチを行う.	・治療により身体的状況は改善するが, 腎機能障害が完治することはない. 治療と療養生活の継続, セルフケアに関し, 徐々に自立できるよう支援する. ・機能障害に伴う生活の再構築に向かう時期であり, 心理社会的支援が重要となる. 疾病受容, 障害受容, 新たな生活への支援, 社会的支援の獲得を支援する.
維持期（生活期）リハ	・保存期, 安定時期. ・透析維持期, 腎移植期.	・社会生活のなかで, 療養生活の維持・QOLの向上. ・透析患者は, 透析施設や在宅支援の場で継続したアプローチを実施する.	・継続して疾病の医学的管理や生活管理を行う必要がある. 合併症や予測されるイベントに対する予防とセルフマネジメント教育を行う. ・看護師によるセルフケアの継続支援および, 社会資源の活用や社会参加（地域社会活動, 患者会への参加など）, 患者・家族へのサポートを行う.
終末期リハ	・透析非導入, 透析中止. ・合併症, 感染症, 悪性新生物などの発症による全身状態の悪化.	・医療機関だけでなく, 患者・家族が選択した療養の場での生活が送れるよう, 社会資源を活用し多職種が連携してアプローチを行う.	・身体機能を可能な限り良好な状態に維持し, 苦痛の緩和を行いながら生活行動を支援する. また, 患者や家族のQOLの維持, 死の受容過程への心理的支援や社会関係の調整を行う.

(4) 腎臓リハビリテーション看護に用いられる概念

　対象者の生活を支援し心理面に介入するうえで活用されるモデルとして,「エンパワーメント」や「自己効力感」,「レジリエンス」などがあります.
　エンパワーメントにより内発的動機づけから自己決定や自己コントロールが可能になれば, 無力な状態や弱った状態にある対象者は自分自身で生活再構築に向けて

表3 ICFの構成要素とアセスメントの視点

要素	領域	各領域の分類, アセスメントの視点
心身機能と身体構造	心身機能	心身機能, 心理的機能の変化(生理的) 　精神機能, 感覚機能と痛み, 音声と発話の機能, 心血管系・血液系・免疫系・呼吸器系の機能, 消化器系・代謝系・内分泌系の機能, 尿路・性・生殖の機能　神経筋骨格と運動に関連する機能, 皮膚および関連する構造の機能 　＊腎機能障害あるいは合併症の程度と心身機能をアセスメントする
	身体構造	器官・肢体とその構成部分(解剖学的) 　神経系の構造, 目・耳および関連部位の構造, その他 上記心身機能に関連した構造 　＊腎機能障害あるいは合併症の程度と解剖学的機能をアセスメントする
	機能障害	心身機能, 構造上の問題. 一時的なもの, 恒久的なもの, 進行するもの, 回復するもの, 連続的なものがある. 　＊腎機能障害あるいは合併症の発症に伴う機能障害と障害レベルをアセスメントする
活動と参加		学習と知識の応用, 一般的な課題の要求, コミュニケーション, 運動・移動, セルフケア, 家庭生活, 対人関係, 主要な生活領域, コミュニティライフ, 社会生活, 市民生活
	活動	課題や行為の個人による遂行
	活動制限	個人が活動を行うときに生じる困難 　＊腎機能障害あるいはその他の要因にともなう活動制限をアセスメントする
	参加	生活, 人生場面へのかかわり, 社会的機能
	参加制約	個人が何らかの生活・人生場面にかかわるとき経験する困難 　＊腎機能障害, 治療生活その他の要因による社会活動への参加制約をアセスメントする
背景因子		個人の人生と生活に関する背景全体
	環境因子 ＊心身機能と相互に関連する	生活環境, 社会的環境(コミュニティーや社会におけるサービス, 制度, 就労環境, 地域活動, 政府機関, コミュニケーションなど), 個人的環境(家庭や職場, 学校などの場面) 　生産品と用具, 自然環境と人間がもたらした環境変化, 支援と関係, 態度 　＊腎機能障害に伴う治療生活や, 在宅療養生活を送る対象の環境が, 生活機能や活動と参加にどう影響しているかアセスメントする
	個人因子	個人の人生や生活の特別な背景. 健康状態, 体力, コーピングパターン, 社会背景, 人種, 生育歴, ライフスタイル, 習慣, 教育歴, 職業, 過去の経験, 性格など 　＊個人の特性が対象者の生活機能や活動と参加にどう影響しているかアセスメントする

取り組むことができます. また, 対象者の自己効力感を高めることができれば, 対象者は「腎臓病であっても, できる」という自信をもつことができます. さらに, 対象者のレジリエンスが高まれば, うまくいかないことがあったりストレスフルな状況に陥ったりしても, 効果的に乗り越え立ち直ることができます.

　これらの概念を, チーム全体で活用できるよう看護師がコーディネートすることで, 対象となる患者さんや家族だけでなく, 患者さんを取り巻く社会全体を, 皆が同じ視点で評価することができます.

おわりに

　リハの継続には，対象者の生活支援と心理的支援が重要です．たとえ望ましい療養生活や食事療法，服薬療法を理解していても，患者さんや家族の生活状況や心理状況によっては，実行不能な場合があります．

　入院時から外来での在宅生活時まで，看護師同士が継続的に連携して対象者の情報収集とアセスメントを行い，さらに他職種とも協働することで，患者さんや家族の生活の再構築を支援することが重要です．

（水内恵子）

文献

1) 日本リハビリテーション看護学会：http://www.jrna.or.jp/#
2) アメリカ看護師協会編，日本看護協会国際部訳：看護業務の基準，日本看護協会出版会，1979，pp73-82.
3) ヴァージニア・ヘンダーソン：看護の基本となるもの，日本看護協会出版会，1995，p66.
4) Fink SL：Crisis and motivation：A theoretical model. *Arch Phys Med Rehabil* **48**(11)：592-597, 1967.
5) Bandura A：Self Efficacy：Toward a Unifying Theory of Behavioral Change. *Psychol Rev* **84**(2)：191-215, 1977.
6) 厚生労働省：「国際生活機能分類―国際障害分類改訂版―」（日本語版）：http://www.mhlw.go.jp/houdou/2002/08/h0805-1.html
7) 厚生労働省：ICF(国際生活機能分類)―「生きることの全体像」についての「共通言語」―：https://www.mhlw.go.jp/stf/shingi/2r9852000002ksqi-att/2r9852000002kswh.pdf

索　引

あ
悪性腎硬化症 ……………… 34
アルブミン尿 ……………… 36
安静 ………………………… 49

い
怒り ………………… 161, 163
移植コーディネーター …… 71
イヌリンクリアランス(Cin)
　…………………………… 38
苛立ち ……………… 161, 163
インフォームドコンセント
　………………………… 164

う
運動後急性腎不全 ………… 77
運動処方 …………………… 86
運動耐容能 …………… 50, 83
運動負荷試験 ……………… 20
運動療法 ………… 49, 54, 93
運動療法の効果 …………… 16

え
栄養療法 …………………… 10
エネルギー産生栄養素エネル
　ギー比率 ……………… 116
遠位尿細管 ………………… 41
塩化アンモニウム負荷試験
　…………………………… 41
エンパワーメント ……… 171

お
横紋筋融解 ………………… 74

か
下肢筋力 …………………… 60

活
活性酸素 …………………… 77
仮面高血圧 ……………… 150
カリウム ………………… 108
カルシニューリン阻害薬
　………………………… 143
間歇性跛行 ………………… 94
監視下運動療法 …………… 96
冠動脈疾患(CAD) ………… 94

き
喫煙 ……………………… 151
希望 ……………………… 163
急性腎不全 ………………… 74
急性動脈閉塞 ……………… 97
急性尿細管壊死 ……… 75, 78
虚血性心疾患 ……………… 84
拒絶反応治療薬 ………… 144
拒否 ………………… 162, 163
近位尿細管機能検査 ……… 40

く
空気感染 ………………… 153
駆出率が低下した心不全
　(HFrEF) ………………… 83
クレアチニンクリアランス
　(Ccr) ………………… 38, 49
クレアチンキナーゼ(CK)
　…………………………… 75

け
経口吸着薬 ……………… 132
傾聴 ……………………… 163
下剤 ……………………… 140
血液尿素窒素(BUN) ……… 37
血液媒介感染症 ………… 152
血管新生 …………………… 98
血管内治療 ………………… 97

血管内皮機能 ……………… 98
血清 Cr 値の逆数プロット
　…………………………… 39
血清クレアチニン(血清 Cr)
　…………………………… 37
血尿 ………………………… 36
嫌気性代謝閾値(AT) ……… 86
健康関連 QOL ……………… 50

こ
降圧目標値 ……………… 152
降圧薬 …………… 125, 143
高カリウム血症治療薬
　………………… 131, 140
抗凝固薬 ………………… 142
高血圧 …………………… 149
抗体製剤 ………………… 144
高度腎機能障害患者指導加算
　…………………………… 26
高尿酸血症治療薬 ……… 130
国際生活機能分類(ICF)
　………………………… 169
骨格筋減少 ………………… 8
骨・ミネラル代謝異常に対す
　る治療薬 ………… 130, 138
コンパートメント症候群
　…………………………… 74

さ
酢酸デスモプレシン
　(DDAVP)負荷試験 …… 41
左室駆出率が保たれた心不全
　(HFpEF) ………………… 83
サルコペニア ……………… 5
酸化ストレス ……………… 77

し

糸球体濾過量(GFR)…2, 38
自己効力感………169, 171
脂質異常症治療薬………129
シスタチン C……………39
持続携行式腹膜透析
　(CAPD)……………154
自動腹膜還流装置………155
死の受容………159, 160
社会復帰………………11
集合管検査……………41
重症虚血肢(CLI)………94
終末期医療………158, 166
受容……………161, 163
情報提供………………161
上腕足関節血圧比(ABI)
　…………………………94
食塩摂取量……………149
食事介助………………103
腎移植……………………64
心血管疾患………………48
腎硬化症…………………34
侵襲性の刺激…………158
腎性低尿酸血症………76, 77
腎性貧血治療薬…130, 139
腎臓機能障害程度等級表
　…………………………42
腎臓体操…………………21
腎臓の残存機能………154
腎臓保護効果判定指標…22
腎臓リハの定義…………14
腎臓リハビリテーション看護
　…………………………168
身体機能…………………54
診断基準……………………3
心不全………………………8
腎不全期患者指導加算…26
心理的負担(ストレス)…165

す

推定 GFR(eGFR)………38
ステロイド薬…………144
ストレス………………159

せ

生活習慣病……………150
生活設計………………160
接触感染………………152

そ

足趾上腕血圧比(TBI)……95

た

代謝拮抗薬……………144
代謝性アシドーシス治療薬
　…………………………131
大腿四頭筋進展筋力………93
多血管病(polyvascular
　disease)………………94
たんぱく制限…………108
たんぱく摂取量………151
蛋白尿……………………36

ち

聴取……………………163
治療用特殊食品…………121

て

適応………161, 162, 163

と

透析患者の抱える問題点…6
透析中止………………166
透析導入………………160
透析の受容………159, 160
透析非導入……………166
透析療法………………158
糖尿病性腎症……………32
糖尿病性腎症の食事指針
　…………………………106
糖尿病性腎症病期分類
　………………………43, 105
糖尿病性腎臓病(DKD)…42
糖尿病治療薬……127, 140
糖尿病透析予防指導管理料
　…………………………28
トークテスト……………88
特発性腎性低尿酸血症……77
ドライウエイト………152

に

日常生活活動……………54
日本腎臓学会……………18
日本腎臓リハビリテーション
　学会……………………15
日本人の GFR 推算式……39
尿細管機能検査…………40
尿酸(UA)………………37
尿酸輸送体………………78
尿中 N-アセチル-β-D-グ
　ルコサミニダーゼ(NAG)
　…………………………40
尿中 β₂ ミクログロブリン
　(β₂-m)………………40
尿毒症症状……………159

の

脳血管疾患(CVD)………94

は

廃用症候群………………99
白衣高血圧……………150
バスキュラールアクセス
　…………………………153

ひ

否認……………………163
被嚢性腹膜硬化症………156

皮膚灌流圧……………… 93
皮膚瘙痒症治療薬……… 142
飛沫感染………………… 152

ふ
腹膜炎…………………… 155
腹膜平衡試験…………… 156
フットウエア…………… 99
フレイル………………… 62

ほ
包括的リハビリテーション
 ………………………14, 90
歩行速度……………… 48, 60
保存期CKD患者に対する腎
 臓リハビリテーションの手
 引き…………………… 20

ま
末期腎不全……………… 157
末梢動脈疾患（PAD）…… 93
慢性糸球体腎炎………… 34
慢性腎臓病（CKD）……… 47
慢性創傷………………… 99
慢性閉塞性肺疾患（COPD）
 ………………………… 8

み
ミオグロビン尿………… 74

め
メタボリックシンドローム
 ………………………… 148

や
夜間高血圧……………… 150

ゆ
有酸素運動……………… 50

よ
抑うつ状態……………… 165

り
リスク因子……………… 4
リハビリテーション看護
 ………………………… 167
良性腎硬化症…………… 34
療法選択外来…………… 158
リン……………………… 109

れ
レジスタンス運動……… 49
レジスタンストレーニング
 ……………………… 88, 92
レジリエンス…………… 171

数字
6分間歩行距離………… 48

欧文
ABI……………………… 94
ACSM…………………… 20
adding life to years…… 24
adding life to years and
 years to life………… 24
ADL difficulty………… 57
ALPE…………………… 74
AT……………………… 86
BMI……………………… 115
BUN…………………… 37
BUN/Cr比……………… 40
CAD…………………… 94
calciphylaxis…………… 95
CAPD…………………… 154
Ccr………………… 38, 49
Cin……………………… 38
CK……………………… 75
CKD…………………… 47
CKD患者数…………… 3
CKDステージによる食事療
 法基準………………… 114
CKDの重症度分類
 ……………………42, 105
CKDの食事療法基準…… 106
CLEVER研究…………… 97
CLI……………………… 94
Cockcroft-Gaultの式… 38
COPD…………………… 8
CVD（脳血管疾患）……… 94
DKD…………………… 42
DOPPS研究…………… 9
eGFR…………………… 38
ESKD…………………… 160
ESSA…………………… 19
FITT…………………… 23
frailty………………… 62
GFR………………… 2, 38
HFpEF………………… 83
HFrEF………………… 83
ICF……………………… 169
K/DOQI臨床ガイドライン… 9
KDIGO………………… 49
L-FABP………………… 40
LORAC………………… 15
mTOR阻害薬…………… 144
NSAIDs………………… 79
PAD…………………… 93
PEW…………………… 7
PEWの診断基準………… 7
REACH registry……… 96
SCr…………………… 37
SDM…………………… 158
self efficacy…………… 169
SPP…………………… 93
TBI…………………… 95
Timed Up and Go Test
 ………………………… 48
UA……………………… 37

実践！腎臓リハビリテーション入門	ISBN978-4-263-21879-2

2018年11月5日 第1版第1刷発行

編著者 上 月 正 博
発行者 白 石 泰 夫
発行所 医歯薬出版株式会社
〒113-8612 東京都文京区本駒込1-7-10
TEL.(03)5395-7629(編集)・7616(販売)
FAX.(03)5395-7609(編集)・8563(販売)
https://www.ishiyaku.co.jp/
郵便振替番号 00190-5-13816

乱丁,落丁の際はお取り替えいたします　　印刷・教文堂／製本・皆川製本所
© Ishiyaku Publishers, Inc., 2018. Printed in Japan

本書の複製権・翻訳権・翻案権・上映権・譲渡権・貸与権・公衆送信権(送信可能化権を含む)・口述権は,医歯薬出版(株)が保有します.
本書を無断で複製する行為(コピー,スキャン,デジタルデータ化など)は,「私的使用のための複製」などの著作権法上の限られた例外を除き禁じられています.また私的使用に該当する場合であっても,請負業者等の第三者に依頼し上記の行為を行うことは違法となります.

JCOPY＜出版者著作権管理機構 委託出版物＞
本書をコピーやスキャン等により複製される場合は,そのつど事前に出版者著作権管理機構(電話 03-3513-6969, FAX 03-3513-6979, e-mail：info@jcopy.or.jp)の許諾を得てください.

腎臓リハビリテーションの決定版をアップデートした待望の改訂版!

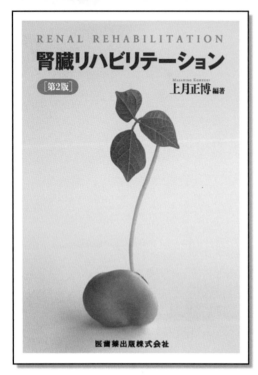

腎臓リハビリテーション 第2版

◆上月正博　編著
◆B5判　560頁　定価(本体9,800円+税)
◆ISBN978-4-263-26575-8

- 腎臓病の基礎知識から腎臓リハビリテーションの実際まで，最新のエビデンスをふまえて解説した決定版!
- 「腎臓リハビリテーションガイドライン」「腎臓リハビリテーションの手引き」や最新の関連ガイドラインを網羅・反映し，明日からの臨床に活かせる実践書!
- 運動療法について一層充実した解説に!
- 腎臓リハビリテーション指導士のテキストとしても活用できる!

目次&本文サンプルはこちらから▶

QRコードを読み取ると▶詳しい情報がご覧いただけます

関連する最新の各種ガイドラインに対応した実践書!

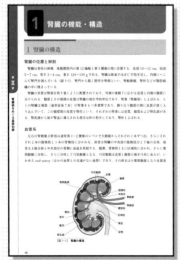
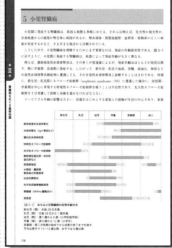
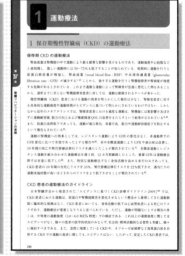

医歯薬出版株式会社　〒113-8612 東京都文京区本駒込1-7-10　TEL03-5395-7610　FAX03-5395-7611　https://www.ishiyaku.co.jp/